新生儿精细化护理系列

丛书主编　胡晓静

# 住院新生儿精细化母乳喂养技术

ZHUYUAN XINSHENG'ER JINGXIHUA MURU WEIYANG JISHU

本册主编　王　丽

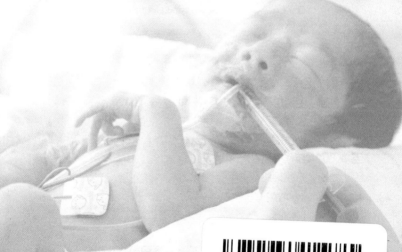

U0381589

中国出版集团有限公司

世界图书出版公司

上海　西安　北京　广州

## 图书在版编目(CIP)数据

住院新生儿精细化母乳喂养技术/王丽主编. —上海：上海世界图书出版公司,2023.8
(新生儿精细化护理系列/胡晓静主编)
ISBN 978－7－5232－0333－0

Ⅰ. ①住… Ⅱ. ①王… Ⅲ. ①新生儿—母乳喂养
Ⅳ. ①R174

中国国家版本馆 CIP 数据核字(2023)第 067308 号

| | |
|---|---|
| 书　　名 | 住院新生儿精细化母乳喂养技术 |
| | Zhuyuan Xinsheng'er Jingxihua Muru Weiyang Jishu |
| 丛书主编 | 胡晓静 |
| 本册主编 | 王　丽 |
| 责任编辑 | 沈蔚颖 |
| 出版发行 | 上海世界图书出版公司 |
| 地　　址 | 上海市广中路 88 号 9－10 楼 |
| 邮　　编 | 200083 |
| 网　　址 | http://www.wpcsh.com |
| 经　　销 | 新华书店 |
| 印　　刷 | 杭州锦鸿数码印刷有限公司 |
| 开　　本 | 889mm×1194mm　1/32 |
| 印　　张 | 8.25 |
| 字　　数 | 160 千字 |
| 版　　次 | 2023 年 8 月第 1 版　2023 年 8 月第 1 次印刷 |
| 书　　号 | ISBN 978-7-5232-0333-0/ R·666 |
| 定　　价 | 56.00 元 |

# 丛书编写委员会

## 总主编
胡晓静

## 主　审
周文浩　曹　云

## 顾　问
黄国英　张玉侠　陈　超

## 丛书编委
（按姓氏笔画排序）

| | | | | | |
|---|---|---|---|---|---|
| 于　玲 | 马月兰 | 王　丽 | 王　玲 | 王　燕 | 王国琴 |
| 冯世萍 | 吕天婵 | 朱亭立 | 朱晓婷 | 任　燕 | 刘　晴 |
| 汤晓丽 | 李　文 | 李　芳 | 李丽玲 | 杨　芹 | 杨童玲 |
| 轩　妍 | 时富枝 | 吴莎莉 | 张先红 | 陆春梅 | 陈　芳 |
| 陈红雨 | 季福婷 | 金玉梅 | 赵　磊 | 胡　雪 | 胡艳玲 |
| 贺　芳 | 钱葛平 | 徐红贞 | 翁　莉 | 唐云飞 | 唐英姿 |
| 程晓英 | 谢　珺 | 蒙景雯 | 熊小云 | 熊永英 | 薛阿丽 |

# 本册编写者名单

## 分册主编

王　丽

## 分册参编

（按姓氏笔画排序）

王玥珏　吕天婵　刘　婵　贺　芳　谢　珺

# 序　言

新生儿中的早产儿(born too soon)已经成为全球关注的焦点,每年大约有 1 500 万早产儿出生,世界上出生 10 个婴儿中约有 1 个是早产儿,他们很脆弱。5 岁以下儿童死亡中有 40% 是新生儿,而早产儿是新生儿死亡中最主要的死亡原因,生存下来的早产儿中还有相当一部分要面临终身残疾如脑瘫、智力障碍、学习障碍、慢性肺部疾病、视力和听力等问题。早产成为一个公共卫生问题。

健康的新生儿需要做好从孕期、产期到新生儿期的全面的连续性的精细化照护,照护团队包括了非常多的角色。对于住院的新生儿来说,重要的三大角色是医生、护士以及父母,每个角色都需要付出 120% 的努力,同时又充分地相互配合才能得到一个较好的结局。新生儿护士是责无旁贷地一直守护在住院新生儿身边的角色,他们精细化照护能力关系到新生儿的短期结局和长期预后。新生儿护理水平需要加速提升,与医生角色进行完美地配合,最终改善新生儿尤其是早产儿的结局。

复旦大学附属儿科医院(以下简称"复旦儿科")一直

1

将新生儿的医护国内外联合培养放在重要的位置，投入了大量的资源，也培养出很多非常优秀的人才，这是复旦儿科新生儿包括极超低出生体重早产儿获得良好预后的保障。近年来，复旦儿科的新生儿生存率、极超低出生体重儿的生存率都逐渐接近发达国家水平，作为国家儿童医学中心更加有责任和使命与全国同道一起提升和进步，造福全国的新生患儿。《新生儿精细化护理》系列图书由新生儿护理团队发起，将复旦儿科多年来积累的新生儿精细化照护经验进行了总结，内容涵盖了新生儿发育支持护理、呼吸道的精细化护理、皮肤以及血管通路的精细化护理等临床必备的精细化护理知识和实践经验，具有很高的参考实用价值。当然，新生儿精细化护理远远不止这些，希望复旦儿科护理团队继续不断努力学习和实践，总结出更多的经验，与更多的医疗中心和家庭分享，为新生儿健康的未来加倍努力！

复旦大学附属儿科医院院长

2022 年 12 月

# 前　言

出生体重 1 500 g 以下的新生儿称为"极低出生体重儿"，出生体重＜1 000 g 的新生儿称为"超低出生体重儿"。2005 年和 2010 年，我国学者先后完成两次较大规模的全国性新生儿流行病学调查显示极超低出生体重儿占所有住院早产儿的比率约为 8％。近年来随着辅助生殖技术的广泛应用和高龄产妇增多等原因，极低出生体重儿所占的比重有上升趋势。极低、超低出生体重儿出生时各脏器的功能极不成熟，临床病死率和并发症发生率均很高。根据 2010 年世界卫生组织（WHO）统计数据，死亡早产儿中约 2/3 为极超低出生体重儿。随着新生儿诊疗护理技术的进步，2020 年中国新生儿协作网数据显示，胎龄 28 周早产儿的生存率达到 80％左右。尽管如此，如何提高他们的生存率同时提高生存质量，依然是新生儿医学领域的重要课题。

极低、超低出生体重儿的关键救治技术包括应用肺泡表面活性物质、有创和无创机械通气、肠外营养以及抗生素等，这些救治技术在我国许多新生儿重症监护病房已经非常成熟，甚至接近发达国家的水平。极超低出生体重儿的生命非常脆弱，对护理技术有着极高的要求。在临床医学不断发展的同时，护理专业技术需要协同提高,例如 NIDCAP 技术、气道特殊护理技术、喂养技术、血管通路建立和管理技术以及家庭参与式护理技术等,都需要更细化的微护理专业团队细致地实施,这些在很大程度上直接影响了这些小早产儿的预后。因此,这样的护理工作要求护士们具有很好的职业素养和很高的技术水平,是一个责任特别重、技术含量特别高的专业。

复旦大学附属儿科医院新生儿重症监护病房每年收治的极低、超低出生体重儿达 500 例左右,在精细化护理技术方面积累了丰富的经验,本系列丛书基于大量的证据以及临床护理实践,针对新生儿临床常用的系列护理技术进行了分册介绍。携手全国部分新生儿护理同仁们,以深入浅出的方式倾情撰写了各分册,力求让新生儿科护士学习起来比较轻松且容易掌握,最终使全国的新生儿及其家庭受益。

在本书出版之际,感谢上海市科学技术委员会"长三角极低、超低出生体重早产儿精细化照护技术的联合攻关项目(项目编号:18495810800)"资助,感谢中国医药教育协会新生儿护理分会,以及国家儿童医学中心护理联盟新生儿亚组的同仁们的精诚合作,感谢新生儿科的前辈们在新生儿护理发展中的积淀,感谢我的导师黄国英教授对新生儿护理的重视和张玉侠教授的引领,感谢新生儿科周文浩教授、陈超教授、曹云教授的大力支持,特别要感谢全国新生儿科护士姐妹们勤勤恳恳的工作和奉献,是你们亲手挽救了千千万万宝宝们稚嫩的生命!

2022 年 12 月

# 目　录

# 第一章

# 新生儿重症监护室中母乳喂养支持体系

## 第一节  母乳喂养的重要性

母乳喂养是所有新生儿尤其是早产儿最佳的营养来源。早产儿由于提前出生，母乳更成为其生后最适宜的营养和免疫保护源泉。新生儿母乳喂养的重要性体现在其对新生儿、对母亲、对家庭和社会有着无法替代的益处。

### 一、母乳喂养对新生儿的益处

#### (一) 保温作用

通过母亲皮肤与早产儿皮肤的接触，实施母乳喂养，可以降低早产儿出生后发生低体温和寒冷损伤的风险。2011 年世界卫生组织 (World Health Organization，WHO) 提出，对于出生体重在 2 000 g 以下的低出生体重儿 (low birth weight infant，LBWI)，实施母婴袋鼠式护理和纯母乳喂养两项措施,可大大降低发达国家和发展中国家的早产儿病死率。

（二）免疫防御作用

1. 降低患病风险

通过尽早开始母乳喂养(产后 1 小时),可降低新生儿尤其是早产儿感染的发生率。研究发现,通过袋鼠式护理实施母乳喂养,由于母婴受环境影响,母乳中可出现对婴儿室的特殊病原的免疫活性成分,以帮助早产儿抵御院内感染。对于部分母乳喂养或非母乳喂养的新生儿,因腹泻和其他感染导致死亡的风险可能更大。2011年 WHO 报告显示,母乳喂养可使低出生体重儿因严重感染导致的病死率降低 18％,新生儿坏死性小肠结肠炎(necrotizing enterocolitis, NEC)风险降低 60％。初乳含有大量免疫活性物质,如免疫球蛋白、白细胞和抗炎症因子,尤其是分泌型免疫球蛋白 A(sIgA)。sIgA 可以抑制病原体附着在黏膜屏障上,增强局部黏膜免疫反应。通过体外实验发现,母乳中的免疫物质可杀死肺炎链球菌、衣原体孢子、人类免疫缺陷病毒(human immunodeficiency virus, HIV)等病原微生物,甚至对肺、咽喉、肾、直肠和膀胱中的癌细胞及淋巴瘤、白血病细胞有抑制作用。母乳中还含有一类非特异性免疫物质,如溶菌酶,对防止细菌感染有重要作用。乳汁中的乳铁蛋白可与婴儿肠道中的微生物竞争铁元素,使其得不到必要的铁而停止生长和繁殖,为机体抗感染机制清除微生物创造条件。母乳喂养对于防止新生儿腹泻具有积极作用,出生后 6 个月内的母乳喂养对于保护新生儿避免其死于腹泻和急性呼吸道感染具有明显的作用。研究还显示母乳喂养与非母乳喂养相比,能够降低 1 岁以内婴儿猝死综合征的发生率,并降低在儿童和成人期发生糖尿病、淋巴瘤、白血病等疾病的风险。

与配方奶喂养的婴儿相比,母乳喂养可改善早产儿的视觉功能,降低早产儿视网膜病变(retinopathy of prematurity, ROP)的发生率及严重程度。母乳喂养降低 ROP 发生率的机制与母乳中的成分有关,如抗氧化剂、长链多不饱和脂肪酸和细胞因子。这些成分作为视网膜的组成部分参与阻止免疫和氧化反应,这些反应已被证明是 ROP 发病的主要因素。此外,与早产儿配方奶相比,母乳含有更高浓度的胰岛素样生长因子 I(IGF-I),母乳喂养的早产儿血清 IGF-I 浓度更高。IGF-I 已被证明对视网膜血管化至关重要,缺乏 IGF-I 可能导致视网膜血管的受损从而导致 ROP 的发生。

2. 预防过敏

我国儿童过敏性疾病的患病率近年来呈现上升的趋势。新生儿过敏性疾病在生后的第一年主要表现为特异性皮炎和反复发作的喘息。在儿童时期主要的过敏性疾病包括过敏性鼻炎、过敏性结膜炎、特异性皮炎、食物过敏及支气管哮喘等。早在 20 世纪 90 年代,Bergman 等就已经提出"过敏历程"的概念,随着儿童年龄的增长,过敏性疾病的表现会发生阶段性的变化。例如,婴儿最早出现的是过敏性皮炎(例如湿疹)和牛奶蛋白过敏,1岁后逐渐出现反复的喘息和哮喘、过敏性结膜炎和过敏性鼻炎。多数食物过敏患儿在2岁时自行缓解,呼吸道症状多在5岁前出现,而且50%以上的湿疹患儿会发展为哮喘和(或)过敏性结膜炎。婴幼儿期发生食物过敏可能增加儿童后期呼吸道变态反应疾病的风险,以上现象已经得到很多临床研究的证实。一项荟萃分析显示,纯母乳喂养3个月可以减少儿童期患过敏性皮炎的发生率。但是研究对于纯母乳喂养超过3个月是否对儿童过敏性皮炎有降低的作用存在冲突,尚无定论。母乳预防过敏性疾病的作用机制包括:母乳中所含的蛋白质对新生儿来说是同种蛋白,不同于抗原,不会被新生儿的免疫系统所排斥,从而降低致敏及过敏现象的发生。母亲饮食中的异源蛋白经母体的消化降解,有适度的免疫原性,对新生儿的免疫系统有着比较温和的刺激,能够诱导新生儿产生免疫耐受,为今后婴儿饮食多样化打下良好基础。另外,母乳喂养能够促进抗过敏肠道屏障的建立,母乳中存在肠道营养素,可以积极刺激不成熟的肠道上皮隐窝和绒毛的形成,在降低肠道上皮对于整蛋白通透性方面有重要作用。母乳还可以帮助新生儿肠道快速建立以双歧杆菌为优势的共生菌群,降低肠道通透性,有助于避免外源性物质进入血液,引发过敏反应,减少湿疹、皮疹等过敏性疾病的发生。

（三）母乳能有效促进大脑、肠道和其他器官系统的发育成熟

早产儿出生时全身器官系统发育不成熟，而母乳中包含大量促进生长发育的生长因子和细胞因子，尤其是富含大脑发育的多种营养素，能够促进早产儿的各个器官系统的发育。WHO 2011 年报告显示，母乳喂养的低出生体重儿与配方奶粉喂养的相比，智力（IQ）平均可提高 5.2 分。主要原因在于母乳中含有的多不饱和脂肪酸-二十二碳六烯酸（docosahexaenoic acid，DHA）和花生四烯酸（arachidonic acid，AA），在早产儿大脑发育过程中起到促进作用，这些营养成分的差异可能是造成其智力差异的物质基础。此外，母乳喂养中的良性神经系统刺激，如温度、气味、母子间皮肤接触、目光交流、爱抚及语言和感情的交流以及有意识的教育，能有效地刺激新生儿神经细胞的发育，有助于大脑突触的形成，使新生儿视觉、听觉、嗅觉、触觉、心理得到充分发育，促进子代对外部环境的认识和适应，也间接促进智力和运动的发育。

肠道是人体消化、吸收食物的主要场所，肠道表面有一层很多褶皱的肠道黏膜。在正常情况下，肠道细胞间形成致密细胞联结，和黏膜屏障一起可有效阻断大分子物质进入机体，从而避免过敏反应的发生。但与其他器官、系统一样，肠道黏膜屏障从出生到成人阶段需要经过逐步发育成熟的过程。早产儿出生时，小肠肠壁薄弱，通

透性高,屏障功能差,大分子物质如肠内毒素、消化不全产物和过敏原等容易通过肠道黏膜直接进入血液,引起全身感染和变态反应性疾病。母乳对处于危险期的早产儿提供了非常重要的保护作用,除了已经明确的抗体、补体、乳铁蛋白、溶菌酶、吞噬细胞、淋巴细胞等抗感染免疫成分外,还发现一些物质,如表皮生长因子、转化生长因子等对早产儿肠道发育具有促进作用。另外,母乳中的糖皮质激素、甲状腺素等可以引导早产儿肠道致密细胞联结形成,改变其通透性,发挥肠道的屏障作用。

(四)母乳干细胞的作用

近年来的研究发现,人类母乳中也含有干细胞成分,这一发现对母乳喂养婴儿的潜在益处增加了新视点。2007 年 Cregan 等首次证实了人乳中包含具有干细胞/祖细胞性质的细胞成分。随后的研究发现,母乳干细胞表现出类似人类胚胎干细胞(human embryonic stem cells, hESCs)的多向分化潜能。2012 年,Hassiotou 等首次揭示了母乳细胞亚群中多功能性标志物的表达,为这些细胞的来源和特性提供了新的研究数据,这些细胞被命名为人类母乳干细胞(human breast milk stem cells)。

1. 母乳干细胞对新生儿生长发育的作用

在母乳喂养期间,新生儿每天摄入大量母乳干细胞(数千到数百万)。已有证据显示,母乳干细胞能够在子代的胃肠道存活,并通过血液循环,进入机体的不同组织。通过母乳喂养,母亲将携全部遗传物质和相关成分的母体细胞转移到新生儿的全身组织器官中，这一现象称作微嵌合（microchimerism），其潜在的功能与促进新生儿在生命早期的发育息息相关，并有助于组织稳态、修复及自我更新。这种母体微嵌合现象，最初发生在宫内，母体及胚胎之间通过胎盘进行干细胞的交换，在子代出生后，再通过母乳喂养的方式继续进行，以促进母亲及婴儿之间形成良好的免疫耐受性，使建立在胚胎时期的免疫耐受性得到进一步强化和完善。而配方奶中缺乏人类活性细胞成分，所以对新生儿的发育促进作用不可能像母乳一样有效。

2. 母乳干细胞可以促进早产儿神经系统发育

通过研究发现母乳干细胞不仅可以分化成微管蛋白和巢蛋白标记的神经元细胞，还可以分化成神经胶质样细胞。神经元是构成神经结构与功能的基本单位，承担了神经系统的功能活动，神经胶质细胞则起辅助作用，并能产生神经营养因子，运输营养物质及排除代谢产物，还可以修复再生损伤组织、参与血脑屏障的形成，在免疫应答中起到作用。母乳喂养可显著降低 NEC 的发病率及其手术风险，但其治疗机制尚不清楚。近年来已有应用骨髓和羊水来源的间充质干细胞治疗动物 NEC 的研究报道。有研究者在 NEC 患儿及实验动物模型中，发现了肠神经系统的显著损伤，并用神经干细胞移植治疗新生大鼠的 NEC，改善了肠神经系统异常，修复肠黏膜上皮细胞，提高了患病生存率。推测母乳干细胞也可通过类似机制,发挥预防并改善 NEC 的作用。

（五）母乳喂养降低代谢性综合征的风险

1998 年,英国营养学专家 Lucas 提出"营养程序化"（nutritional programming）的概念,即在人类发育的关键期或敏感期（包括胎儿期和婴儿期）的营养状况将对机体或各器官功能产生长期乃至终生的影响。新生儿期的营养受限,会导致其远期高血压、糖尿病、脑卒中等一系列健康风险。这就是"健康疾病的发育起源"（developmental origins of health and disease,DOHaD）,简称"都哈理论"。2007 年,WHO 发布了母乳喂养远期作用的系统综述,其中概括了母乳喂养对降低血压、降低血清胆固醇、减少超重和肥胖、2 型糖尿病的发病风险,以及提高智商和学习成绩的循证医学研究结果。

1. 母乳喂养与成年高血压的关系

研究显示,成年后的血压水平与生命早期宫内生长、追赶性生长以及新生儿喂养方式有关。母乳能够预防成年后的高血压,其保护作用机制可能包括三个方面:母乳与配方奶相比,钠含量低;母乳中富含的长链不饱和脂肪酸可发挥降低血压的效果,由于长链不饱和脂肪酸是组织膜系统重要的结构性物质,所以食源性补充长链不饱和脂肪酸能够降低血压水平;母乳喂养能够减少肥胖的可能,从而减少高血压的发病。

2. 母乳喂养和心血管疾病的关系

血清总胆固醇和低密度脂蛋白增高是引起心血管疾

病的重要高危因素。婴儿期母乳喂养与成人低密度脂蛋白水平有关。因为母乳中的胆固醇明显高于大部分配方奶,婴儿期摄入的胆固醇高,可以通过下调肝脏胆固醇合成过程中羟甲基戊二酸单酰辅酶 A(HMG-CoA)的含量,从而对胆固醇的合成产生远期程序化效果,因此母乳喂养有助于降低婴儿成年后罹患心血管疾病的概率。母乳喂养的作用比控制饮食或针对多种危险因素的干预效果更为明显。

**3. 母乳喂养降低 1 型和 2 型糖尿病的发病率**

纯母乳喂养持续超过 3 个月可使 1 型糖尿病的风险降低近 30%,机制可能是由于母乳喂养可避免婴儿接触牛奶蛋白质 $\beta$-乳球蛋白,$\beta$-乳球蛋白可刺激胰腺 $\beta$ 细胞发生免疫介导的炎症反应。而母乳中含有多种免疫保护性物质,可以避免感染,防止发生肠道相关淋巴组织突变和胰岛细胞的免疫损伤反应。母乳喂养可预防 2 型糖尿病。血糖水平与骨骼肌膜中的长链不饱和脂肪酸呈负相关。母乳中有长链不饱和脂肪酸,而大多数配方奶都没有。配方奶喂养可导致骨骼肌膜的长链不饱和脂肪酸减少,从而使血糖上升,导致代谢性的高胰岛素血症。长期的高胰岛素血症可导致 $\beta$ 细胞功能受损,从而导致糖尿病。有研究表明,配方奶喂养的早产儿空腹和餐后的胰岛素和神经降压素升高,这些激素能调节胰岛素和胰高血糖素的释放,因此成年时可能导致过早的胰岛素抵抗和 2 型糖尿病。有研究显示母乳喂养可降低 40% 的成年后 2 型糖尿病风险。

4. 母乳喂养预防儿童、青少年肥胖

目前,全世界小于 5 岁的超重儿童越来越多,而肥胖儿童有较高的胰岛素抵抗和 2 型糖尿病的患病率。儿童期肥胖还是成人期肥胖的危险因素。2020 年公布的《中国居民营养与健康现状》显示,6～17 岁青少年的超重肥胖率 19%,6 岁以下儿童的超重肥胖率 10.4%。而 2015 年 6～17 岁青少年超重率 9.6%,肥胖率 6.4%。国内外研究表明,母乳喂养对儿童期或成人期肥胖有积极的预防作用,人工喂养 6 个月的婴幼儿发生肥胖的风险是纯母乳喂养 3 个月婴幼儿的 0.4 倍,母乳喂养每延长 1 个月,超重的风险就降低 4%。

(六)促进情感交流

母乳喂养可以促进新生儿的感知功能,激发人类独有的感情和高级神经中枢的活动,不仅可促进智力发育,还可使新生儿对母亲产生信任感,建立依赖关系。哺乳过程是一种潜在的母子心灵的沟通过程,通过母乳喂养,新生儿能够频繁地与母亲进行皮肤接触,有利于母婴情感联系的建立,帮助母亲顺利适应角色的转换。另外,母亲的抚摸、温柔的话语,能够带给新生儿深刻、微妙的心理暗示与情感交流,使新生儿获得最大的安全感;母婴目光的对视,增加了相互的了解和信任,进而发展为对周围世界的安全感。母乳喂养比人工喂养的新生儿情绪更稳定,社交恐惧、焦虑、烦躁、睡眠障碍等问题的发生率明显

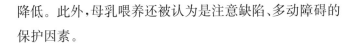

降低。此外,母乳喂养还被认为是注意缺陷、多动障碍的保护因素。

## 二、母乳喂养对母亲的益处

### (一) 促进子宫复旧,减少产后出血

母亲在哺乳期间可产生催产素(oxytocin),促进子宫收缩,减少产后出血,加速子宫复旧,对母亲产后身体的康复有促进作用,而非母乳喂养的产妇产后往往需要使用人工合成的缩宫素,以促进子宫收缩。

### (二) 迅速恢复体重

妊娠期的女性,其体重和身体脂肪含量增加,这些增加的脂肪会在哺乳期通过母乳喂养消耗。产后母乳喂养,特别是按需喂养、纯母乳喂养,能够消耗大量脂肪,并调整脂肪在身体的分布,协助体型恢复,每天多消耗大于2 093 KJ 热量。连续母乳喂养 6 个月以上时,可逐渐消耗妊娠期间储存的脂肪,使母亲的体型逐渐恢复至妊娠前的状态。

### (三) 降低患病风险

母乳喂养可以降低女性患乳腺癌,尤其是绝经前乳腺癌的风险。其中 25％ 的患病可能性是由女性在一生中的母乳喂养时间决定的。母乳喂养还可以降低患子宫癌和卵巢癌的概率。2002 年发表在《柳叶刀》(*Lancet*)上的 Meta 分析认为,每 12 个月的母乳喂养可以降低4.3％的乳腺癌发生率。2011 年发表的研究显示,英国的

乳腺癌患者中有 3％的女性母乳喂养的时间不足 6 个月。

（四）减少骨质疏松的风险

随着女性年龄的增长，骨质疏松逐渐成为一个严重的问题。研究表明，哺乳期乳汁分泌钙增加，使机体产生钙质改变，不仅提高了骨质对钙的吸收速率，而且能提高肾脏钙重吸收率，使尿中钙析出量显著降低。因此，虽然妊娠期和哺乳期女性的骨密度损失可达 5％，但在断奶后 6 个月内可完全恢复。而且，多项研究表明，在同等条件下，与未育或未哺乳者相比，生育多个孩子和哺乳期较长的女性，其骨密度较高，绝经期后骨折风险较低。

（五）促进心理健康，加深母子感情

哺乳有助于母亲身心健康。哺乳期产生的催乳素具有让母亲放松、满足的作用，从而缓解母亲哺乳期间的紧张和压力。另外，母乳喂养增强了母亲副交感神经系统的调节功能，增加了血管的弹性，进而减少抑郁症状；母乳喂养还可以增强神经内分泌系统对应激的反应，并减少不良情绪。研究表明，母亲血清中催乳素含量与其感受到的负面情绪评分成反比，纯母乳喂养的母亲的压力评分和自新生儿出生以来的压力评分都显著低于人工喂养的母亲，较少出现沮丧、愤怒等情绪，显示出更为积极的情绪。同时，哺乳过程中母亲和新生儿之间的温柔互动也有利于改善母亲的情绪反应，促进角色适应，这种愉快的心情又促进母亲有信心继续哺乳婴儿，这样就形成一种良性循环，有助于在以后继续坚持纯母乳喂养。这种母乳喂养过程中的亲子互动能够增进母婴情感联系，为母子一生密切联系奠定基础。

## 三、对家庭和社会的益处

### (一) 减少人工喂养费用和人力

母乳喂养是一个很自然的过程，母乳卫生、温度适合、携带方便，可以随时随地哺乳，可以免去配奶、温奶、洗刷奶瓶及奶嘴等各项工作。从经济学角度考虑，各种奶粉制作成本高，价格不断攀升，全人工喂养的婴儿一个月可能消耗 3 600 g(4 桶)左右的奶粉，预期每月的奶粉费用在 800～1 600 元，而母乳喂养能为家庭节约这部分的费用。

### (二) 在新生儿尤其是早产儿住院期间，节约医疗成本，降低疾病的发生率

新生儿在住院期间的医疗费用，与出生胎龄和出生体重相关，出生体重越低，胎龄越小，其住院时间越长，并发症的发生率越高，所需的呼吸支持、手术和其他医疗资源就越多。不同的研究结果显示，极低出生体重儿相关并发症的医疗成本非常高昂，国内的这部分研究较少，我们以英美国家的相关研究作为参考，脑损伤平均的治疗费用为 12 045 美元，支气管肺发育不良为 31 365 美元，败血症为 54 539 美元，NEC 为 15 440～198 040 美元。纯母乳喂养能显著降低早产儿患 NEC 和败血症的发生率，从而降低 NEC 相关费用达 86%，败血症相关医疗费

用达 12%。在住院早期进行母乳喂养能显著降低医疗费用,每例早产儿能平均减少 875 美元的费用,既减少医疗费用还加速病床的周转,对家庭和医院而言都是大有裨益的。住院期间早产儿相关并发症还预示着患病早产儿容易发生远期慢性疾病,需要再入院或后期治疗。研究证实,母乳喂养婴儿出院后的远期不良结局及并发症发生率都显著降低,这表明了母乳喂养还会带来远期的、积极的健康和经济影响。

综上所述,母乳具有种属特异性,母乳成分不断变化以适应早产儿的生存需求,促进其生长发育。母乳的保护作用和降低疾病的效果呈剂量相关性,母乳剂量越高,保护作用越大。母乳的研究还在继续,随着对母乳重要性的认识不断地在提高,母乳具有的不可复制、无可替代性也在不断得到验证。医院的医护人员应积极为高危的新生儿尤其是早产儿推荐母乳喂养。

## 第二节　新生儿重症监护室 母乳喂养支持体系

全球 2025 营养目标中,希望的母乳喂养理想状态是新生儿在出生 30 分钟内开始母乳喂养,6 个月内纯母乳喂养,6 个月开始添加辅食,继续母乳喂养到 2 岁。2025 年,0～6 个月的纯母乳喂养率达到 50%。早产儿是新生儿中的特殊人群,他们的生命早期往往在新生儿重症监护病房(neonatal intensive care unit,NICU)中度过,由于早产儿不同胎龄、不同健康状况以及不同的发育进程存在显著的个体差异,导致临床母乳喂养实施过程面临许多问题和争议,往往难以实施直接哺乳。早产儿的母乳喂养常常需要早产儿家庭在家中收集母乳、储存、转运至 NICU,接着在 NICU 中进行储存、检测、分装、加热等更多的操作流程,这就需要多学科团队协作的支持体系来共同助力母乳喂养。目前,国际上各专业机构对积极推广 NICU 内早产儿母乳喂养,以及强化母乳喂养已达成共识,我国在 2016 年也提出适合我国国情的 NICU 内早产儿母乳喂养建议,在此分享的母乳喂养支持体系希望为各地区 NICU 开展母乳喂养提供参考。

## 一、中国的 NICU 推进母乳喂养相关建议

2016 年 1 月中国医师协会新生儿科医师分会营养专业委员会、中国医师协会儿童健康专业委员会母乳库学组和《中华儿科杂志》编辑委员会,联合提出适合中国国情的"新生儿重症监护病房推行早产儿母乳喂养的建议",并在全国范围内推广和普及。根据世界卫生组织(WHO)和联合国基金会(UNICEF)的爱婴医院倡议(BFHI),为早产儿提供护理的每个产科和 NICU 都应遵循三个指导原则和十项措施,2017～2018 年 WHO 发布了更新后的《促进母乳喂养成功的十项措施》,以下是对

它的解读内容。

（一）指导原则

（1）医护人员必须根据产妇的个体情况进行个性化的指导。

（2）医院应以家庭为中心，提供支持性环境。

（3）医疗保健系统应确保家庭获得持续性的医疗服务，覆盖从孕期到出院后的整个阶段。

（二）更新后的《促进母乳喂养成功的十项措施》

1. 医疗机构和医务人员在促进母乳喂养中的职责

医疗机构和医务人员承担着对母亲及其家人进行婴幼儿母乳喂养专业指导的职责，包括支持、保护、促进三个方面。医务人员应向母亲及其家人提供专业和全面的信息、知识和技术——支持母乳喂养；践行支持母乳喂养的宗旨，通过遵守守则、避免参与产品促销和宣传——保护母乳喂养；还应参与母乳喂养的宣传——促进母乳喂养。

2. 新"十项措施"的条款以及解读[1]

从 1991 年到 2018 年，"十项措施"有了更新，更新后的"十项措施"依然包括两个部分，措施 1 和 2 属于政策管理，其他 8 项措施为技术措施。

**（1）措施 1：关于政策**。1991 年版原先表述为"书面

---

[1] 《促进母乳喂养成功的十项措施》解读，出自育人母乳喂养促进中心，作者为张淑一。

的母乳喂养规定,并常规地传达到全体医务人员"。2018年更新为3小条,分别强调尊重国际守则和相关决议、建立机构内管理沟通和数据采集机制。新的措施1分为3条,内容如下。

1) 完全遵守《国际母乳代用品销售守则》和世界卫生大会相关决议。

**解读:**医疗机构应当制订政策,确保所有母婴能得到最佳的保健服务。代乳品市场是威胁母乳喂养的最大因素,市场广告信息也在全面影响父母和医务人员的信息和态度。在代乳品消费和市场持续增长的现状下,医院和医务人员无法作为"孤岛"置身事外,卫生健康系统和医务人员遵守国际守则尤其重要。按照守则和WHA39.28号决议,医院不得宣传和促销产品,所需产品应通过正常购买渠道获得;医院和母婴服务人员不得分发带有产品信息的宣传材料和样品,不得参与产品宣传。按照WHO2016年《关于终止婴幼儿食品不当促销形式的指导》,医务人员应(自觉)避免来自婴幼儿食品市场的利益冲突,专业会议不应接受婴幼儿食品行业赞助,产业不应参与育儿教育项目。

2) 制订书面的婴儿喂养政策并定期与员工及父母沟通。

**解读:**这一点规定了机构的政策规范和行为。守则条款必须转化成每个机构的政策,确保所有母婴得到一致的循证建议。母婴健康服务机构应该制订清晰的、更新后的、书面的政策,并传达给工作人员和父母。不论是单独制订的政策、广泛意义的婴儿喂养政策还是整合多项措施的政策,都应规定每一项服务的具体操作过程,保证服务的一致性。

具体执行包括:卫生机构有关于执行 10 项措施中 8 项技术措施、守则执行和常规的能力评估的书面政策;以上政策的要点在孕妇、母亲及其家人活动区域能够看到;检查所有与母乳喂养和婴儿喂养有关的产科服务临床指南或标准,确定遵守爱婴医院的行动标准和最新的循证指南。

3)建立持续的监控和数据管理系统。

解读:母婴服务机构需要把记录和监督影响母乳喂养的临床操作纳入质量改善/监督系统。早开奶和纯母乳喂养是敏感的指标,此外还有过程指标。建议灵活利用现有的信息获得方式,没有必要另建系统。重要的一点,定期(6 个月)检查变化效果,并改进工作。

**(2)措施 2:关于人员资质**。1991 年版表述为"对全体医务人员进行有必要的技术培训,使其能实施有关规定"。2018 年更新后表述为"确保工作人员有足够的知识、能力和技能以支持母乳喂养"。

解读:只有卫生人员接受良好培训,才能提供高质量的母乳喂养支持。学校教育是最理想的培训方式,并通过继续教育来弥补学校教育的不足。

所有提供母婴服务的人员应该接受的培训内容包括

20项：

- 咨询母亲使用倾听和了解技巧
- 咨询母亲使用树立信心和给予支持的技巧
- 向孕妇提供母乳喂养咨询
- 母乳喂养评估
- 帮助母婴调整母乳喂养的姿势
- 帮助母亲改善婴儿含接状况
- 向母亲解释母乳喂养的理想方式
- 帮助母亲挤奶
- 必要情况下，帮助母亲用杯子喂婴儿喝奶
- 帮助母亲在出生后立即开始母乳喂养
- 帮助认为自己母乳不足的母亲
- 帮助频繁哭闹婴儿的母亲
- 帮助拒绝母乳喂养婴儿的母亲
- 帮助扁平乳头或乳头内陷的母亲
- 帮助乳房涨奶的母亲
- 帮助乳头疼痛或皲裂的母亲
- 帮助患乳腺炎的母亲
- 帮助低出生体重儿或患病婴儿的母亲
- 咨询母亲自身健康
- 卫生机构执行守则

**(3) 措施3：关于产前保健**。原先表述为"把有关母乳喂养的益处及处理方法告诉所有的孕妇"，现更新为"与孕妇及其家属讨论母乳喂养的重要性和实现方法"。

**解读**：孕期的母乳喂养咨询对于母亲及其家人进行母乳喂养的信心、决定和行为非常重要，及早获得正确的信息能够支持女性在产后实现母乳喂养。助产机构往往通过产前检查、孕妇课堂等途径向孕妇及其家人提供母乳喂养的信息。孕期母乳喂养咨询内容包括下面 4 点。

1）母乳喂养的重要性。

2）推荐的婴幼儿喂养方式。最初 6 个月进行纯母乳喂养，喂水、使用配方奶或其他代乳品喂养存在相关风险；6 个月之后，继续母乳喂养的同时合理添加辅食。

3）母乳喂养的技术。包括尽早开始母乳喂养的重要性、哺乳姿势和良好含接的要点、母婴同室、按需喂养和识别喂养指征等。

4）医院的相关操作和规定，包括分娩时陪伴、早开奶、母婴同室等。

**（4）措施 4：关于产后保健，即产后尽早母婴皮肤接触。** 原先表述为"帮助母亲在产后半小时内开始母乳喂养"，现更新为"分娩后即刻开始不间断的肌肤接触，帮助母亲尽快开始母乳喂养"。

**解读**：基于世界卫生组织和联合国儿童基金会的早期新生儿基本保健（EENC）技术，措施 4 将"产后尽早母婴皮肤接触"的内容更新为——婴儿出生后立即（或者 5 分钟内）开始进行皮肤接触，并且持续 1 个小时或更久。措施 4 的核心仍然是鼓励产后立刻进行母婴皮肤接触。

母婴产后尽早进行皮肤紧密接触有助于启动泌乳机制。即使是 27 周早产儿,出生后也能够觅乳、含接和吸吮;实施局部麻醉的剖宫产术的母婴也能做到皮肤接触和早开奶。

**(5)措施 5:关于支持母亲进行母乳喂养**。原先表述为"指导母亲如何喂奶,以及在需与其新生儿分开的情况下如何保持泌乳",现更新为"支持母亲开始并维持母乳喂养及处理常见的困难"。

解读:措施 5 的核心仍然是"支持母亲进行母乳喂养",关注点从单独强调手挤奶,涵括更全面的内容,例如评估哺乳姿势、含接和吸吮情况,确定可能的母乳喂养困难。

母乳喂养是自然的行为,但顺利哺乳需要母婴的"学习"。大部分母亲在哺乳初期需要帮助,即使是经产妇同样也会遇到哺乳问题。助产机构和其他提供母婴服务的机构应该评估哺乳姿势、含接和吸吮情况,向母婴提供实际支持、帮助解决常见的母乳喂养问题。这里涉及很多方面的问题,首先,医务人员和其他帮助者单纯强调母乳喂养"好",而不具备相应的支持能力,是无法支持到位的;其次,必须具备"无伤害"的以循证为基础的正确支持能力,早期母乳喂养支持措施林林总总,有效区分哪些是必要的,哪些是不必要的,甚至哪些是有害的,非常重要;第三,促进泌乳的方法以及判断婴儿是否吃到足够母乳,需要医务人员和其他帮助者更新知识,掌握最新的理念和方法,只有这样才能真正地帮助母婴,确保无伤害,促进母乳喂养顺利建立。

**(6) 措施6:关于替代喂养。**原先表述为"除非有医学指征,否则不需要给新生儿喂食母乳之外的食物或饮料",现更新为"除非有医学指征,否则不要为母乳喂养的新生儿提供母乳之外的任何食物或液体"。

**解读:**替代喂养会干扰母乳喂养。新生儿在出生后最初几天里吃任何母乳之外的食物都会干扰母乳分泌,干扰母乳喂养关系的建立。新生儿的胃非常小,容量只有几毫升,少量食物就能撑满新生儿的胃。母乳之外的食物带来更严重的后果是——降低婴儿吸吮乳房的主动性,导致吸吮刺激不足,不能引起充足的乳汁分泌。而乳汁分泌减少会增加替代喂养,形成恶性循环。代乳品喂养还会带来细菌和健康危害。在普遍住院分娩的背景下,医院是母婴生产后最初几天的休养之地,医院不应该向母乳喂养的新生儿提供不必要的食物或液体。如果医院向本应该母乳喂养的母婴提供配方奶粉,不仅将给母乳喂养带来困难,还会误导母亲继续使用奶粉。应该根据世界卫生组织《母乳代用品使用的医学指征》,明确有替代喂养需要的新生儿,指导母亲合理使用母乳之外的食物或饮料。

措施6更新之后充分尊重母亲对婴幼儿喂养方式的知情权、选择权,将替代喂养品的"禁令"适用于"母乳喂养的新生儿",而非"所有新生儿"。同时强调医院和医务人员应该掌握代乳品使用的医学指征，有责任向母亲提供正确信息和指导——既包括母乳喂养的母亲，也包括决定非母乳喂养的母亲，以及有代乳品使用指征的母婴。爱婴医院严格掌握代乳品使用指征的初衷是保护母婴健康。在实际工作中可能会被群众误解。有些母亲和家属不能理解替代喂养的危害，莫名地担心婴儿吃不饱，质疑医护人员不鼓励替代喂养的立场，可能抵触爱婴医院的工作。

保证新生儿的合理喂养，不仅需要医疗机构和医务人员充分认识代乳品使用的危害和添加指征，更重要的是提高母亲和家人对这些知识点的知晓率，能够理解医务人员为什么严格掌握代乳品的添加指征。这就需要将信息解释和健康教育扎实地做到位，贯穿从孕期到住院分娩的全过程，向母亲及其家人说明代乳品使用的危害，简单提一提母乳喂养好是远远不够的。

**（7）措施 7：关于母婴同室。**原先表述为"实行 24 小时母婴同室"，现更新为"让母婴共处，并实行 24 小时母婴同室"。

**解读：**母婴共处的形式不拘泥于房间内，可以同一室、同一床、同一被。母亲只有在婴儿附近，才能够随时看到婴儿，随时留意到婴儿发出的喂养信号并及时给予反馈，即"顺应喂养（responsive feeding）"（措施 8），有助于建立母乳喂养关系。如果母婴分离，则无法做到。24小时同室共处，有助于支持母亲哺乳。通常情况下顺产和剖宫产手术之后应立即开始母婴同室,在院内保持母婴共处,并减少探视和干扰,让母婴安静相处。特殊情况下母婴分离时,应不限制母亲探视婴儿。

**(8)措施8:关于顺应哺乳。**原先表述为"鼓励按需哺乳",现更新为"帮助母亲识别和回应婴儿需要进食的迹象"。

**解读:**顺应喂养(responsive feeding)的理念从按需喂养(on-demand)和婴儿引导的喂养(baby-led feeding)发展而来,其核心是识别婴儿发出的饥饿与进食的信号,并立即回应、随时准备哺乳。在不限制哺乳次数和时长的前提下,合理回应婴儿进食需要。在婴儿想吃奶的时候,进行喂养。

措施8的实施重点在于帮助母亲及时识别婴儿饥饿。在饥饿引起哭闹之前,婴儿已经释放出许多进食信号。哭闹时吃奶,婴儿很难保持良好的姿势和含接。但是哭闹的原因有很多,哭闹的原因不一定是饥饿,有必要在哭闹之前识别出进食信号,减少误导母亲进行安抚目的哺乳的次数。不论是否母乳喂养,母亲都需要学习和理解婴儿释放的进食、亲昵和安抚的信号,做到及时和恰当的回应。由于特殊原因母婴分离时,应该让母亲经常探望婴儿,识别婴儿的进食信号。

**(9)措施9:关于奶瓶、奶嘴和安抚奶嘴。**原先表述为"不要给母乳喂养的婴儿使用人工奶嘴或安抚奶嘴",现更新为"告知母亲使用奶瓶、人工奶嘴或安抚奶嘴的风险"。

解读：奶瓶、奶嘴和安抚奶嘴是守则涉及范围内的产品。这些产品的使用会干扰母乳喂养，促进代乳品使用，给母婴带来卫生和健康危害。虽然 WHO 没有呼吁绝对避免足月儿使用奶瓶、奶嘴和安抚奶嘴，但是有足够的理由警惕以上物品的使用。奶瓶、奶嘴和安抚奶嘴的使用会增加卫生、口腔结构发育和进食信号识别的问题。医疗机构和医务人员需要对母亲及其家人进行正确指导和咨询，确保他们在充分知情的情况下做出选择——决定在成功建立母乳喂养关系之前是否使用以上物品。所有进入婴儿口腔的物品必须是清洁的，使用奶瓶奶嘴应注意清洗和消毒。此外还要警惕医务人员可能依赖奶瓶和奶嘴解决吸吮困难，却忽略应该给予母婴足够的指导帮助以改善含接和吸吮的情况。给足月儿喂挤出的乳汁的喂养工具还有杯子或勺子。

**（10）措施 10：关于出院时的服务**。原先表述为"促进母乳喂养支持组织的建立，并将出院的母亲转介给这些组织"，现更新为"协调出院，以便父母与其婴儿及时获得持续的支持和照护"。

解读：母婴出院前可能尚未完全建立母乳喂养关系，可能在回家之后的数天和数周之内遇到喂养问题。及时解决母婴出院之后遇到的喂养、生长发育等问题，才能保持住爱婴医院在母乳喂养支持措施的效果，保持住母乳喂养率。因此，需要将母乳喂养支持服务从分娩医院延续到社区和家庭,从医院扩展到社区支持组织,将母亲转介到社区的母乳喂养支持组织,同时建立社区支持组织与保健人员的产后母婴访视,共同构成出院后的母乳喂养支持服务。

这"十项措施"涉及管理和技术领域,贯穿产前保健到母婴出院服务的全过程。医疗机构和医务人员应帮助所有住院分娩的母婴获得正确、及时的信息与指导,让所有母婴受益——包括足月、早产和存在代乳品使用医学指征等情况的母婴,包括母乳喂养的母婴,也包括使用代乳品、奶瓶、奶嘴或安抚奶嘴的母婴。

根据国家制订的促进新生儿科母乳喂养成功的"十条措施",各个医院新生儿科可根据自己医院的实际情况制订相应的促进母乳喂养的措施,并积极施行。下面列举复旦大学附属儿科医院母乳喂养的相关规定,供大家参考。

1)全院工作人员要爱护新生儿、婴儿,保护、促进、支持母乳喂养。

2)每年对医护人员进行母乳喂养知识的培训,不断更新知识,考核合格后方能上岗。

3)医护人员必须做好实施母乳喂养的宣传工作,如母乳喂养的好处、母乳喂养的方法等,让每位母亲都了解母乳喂养的重要性和优越性,建立母乳喂养的决心和信心。

4)医护人员指导母亲如何喂奶,以及在母婴分离情

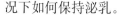

况下如何保持泌乳。

5）无医学指征，医护人员不得以任何借口给新生儿喂代乳品或饮料。

6）无医疗上的需要一律实行 24 小时母婴同室。

7）鼓励母亲不定时、不定量地按需哺乳。

8）鼓励和支持父母进入到 NICU 进行袋鼠式护理，鼓励母亲亲喂，有利于出院后过渡到直接哺乳。

9）设热线电话，为母乳喂养的母亲提供咨询服务。

10）严格执行《国际母乳代用品销售守则》，制止张贴代乳品广告及以文字或图画等形式宣传人工喂养。

在 NICU 中，应该鼓励尽早让母亲和高危的新生儿进行肌肤接触，医护人员需要向母亲提供专业化的泌乳和哺乳支持，基于循证的宣教和干预以及个体化、持续性的支持和帮助。

## 二、建立多学科合作团队

各医院的产科、儿科应共同组建母乳喂养指导小组（根据医院规模设定编制，需包括 1～2 名临床医生、1～2 名护士来担任母乳喂养咨询师），要求小组成员熟悉和掌握母乳喂养知识和维持泌乳的技巧和方法，在产妇分娩前对夫妻双方进行健康宣教，在新生儿住院期间指导母亲进行持续母乳喂养的系列程序与方法，对新生儿进行喂养监测和评估，在新生儿出院后进行直接母乳喂养的指导，并对产科、儿科的全体医务人员进行定期培训，以巩固新生儿母乳喂养的团队共识。

## 三、在 NICU 创建哺乳室

哺乳室方便母婴接触,实施袋鼠式护理,并且有助于直接喂养和母乳收集的开展。哺乳室要求洁净,有流动水源便于洗手操作,配置必要的消毒、吸乳设备,有专业的护理人员进行管理。哺乳室便于医务人员向父母普及新生儿母乳喂养相关知识,培训和评估母亲的吸乳操作。研究表明如果新生儿母亲获得有效的吸乳设备、正确的宣教,通常都能够产生足够的乳汁。另外,有条件的新生儿科,可实施袋鼠式护理结合床旁吸乳,也有助于提高患儿母亲的泌乳量。

## 四、建立母乳库

母乳库的成立,国外已经有 100 多年的历史,但在我国目前刚刚起步。2013 年 5 月,广州成立国内首家母乳库,2015 年成立了中国的母乳库学组,标志着我国母乳库的建设进入新的阶段。由于母乳库的受益人群较为狭窄,相应的法律法规不完善,制约了母乳库的可持续发展。欧洲儿科肝病、消化道疾病与营养协会(The Committee on Nutrition of the European Society for Pediatric Gastroenterolgy, Hepatology, and Nutrition, ESPGHAN)颁布文件指出:母乳喂养不仅对足月儿是必需的,对早产儿也是必需的。该文件进一步指出,新鲜的亲母母乳(fresh own mother's milk，OMM)是早产儿第一选择，在无法获得 OMM 时，推荐使用捐赠母乳(donor human milk，DHM)，只有在既没有 OMM，也没有 DHM 时，才选择早产儿配方奶粉。因此，对于危重新生儿尤其是早产儿来说，如果母乳不够，DHM 则成为其重要的替代品。应该明确的是，亲母母乳对新生儿来说是最好的选择，母乳库中的捐赠母乳是在不能提供亲母母乳时的第二选择。医护人员应该积极帮助母亲克服各种困难，为新生儿提供亲母母乳。

## 五、家庭参与式护理模式

在中国 NICU 中，家庭参与式护理(FIC)模式主要针对的是早产儿，是将出生胎龄 28～35 周，生命体征稳定且肠道喂养 24 小时以上的患病早产儿母亲邀请到 NICU，在医务人员的专业指导下参与早产儿的日常护理。这种护理模式，打破了传统母婴分离护理的理念，一方面消除父母对早产儿救治的"神秘感"，妈妈可以和婴儿亲密接触，可以喂奶、换尿布，也可以和医护人员学习照顾早产儿的护理知识，母婴接触，提高了母乳喂养率，满足了父母与早产儿在一起的需求；另一方面也为父母提供了一个与医护人员交流的平台，为父母提供更多的病情信息，以及照顾早产儿的知识，从而缓解了父母的紧张和焦虑，增强了父母对治疗的信心，融洽医患关系，为早产儿的预后及长期生活质量提供保障，也降低了

NICU 患病早产儿的再入院率。但是由于绝大部分的 NICU 还是出于院感和人力资源等的限制，FICare 模式仅在早产儿病情稳定，临近出院时进行，所以 FICare 模式在国内还有很长的路要走。

## 六、应用循证的方法促进早产儿母乳喂养

尽管在 NICU 住院期间促进早产儿母乳喂养证据的最佳实践已在多个研究中进行了阐述，但由于经济和意识形态方面的考虑，它们的实施在很大程度上受到了影响。虽然在过去 10 年中，NICU 中的母乳喂养率有所增加，但帮助母亲维持泌乳直至从 NICU 中顺利出院，仍是全球范围内需要关注的问题。应特别强调的是，医护人员应优先考虑产后早期的母乳量，以便母亲有足够的母乳量来实现出院后母乳喂养目标。最后，早产儿因患多种疾病，捐赠母乳喂养不能达到亲母母乳喂养相同的降低风险的作用，这为新生儿重症监护室将有限的资源用于促进亲母母乳喂养的计划提供了必要的证据。

（一）母乳喂养健康教育

每一位母亲在产前就应该得到为其量身定制的有关母乳喂养的健康教育。鼓励母亲生后 30 分钟内即开始挤奶。建议尽早、多次挤奶，乳房按摩等。NICU 护理人员应该为母亲提供基于循证的护理支持。通过健康教育告知母亲及其家人母乳喂养的益处，提高认识。确保母

亲掌握了收集、存储及运输母乳的方法,并评估母亲产后1～2周所提供的母乳是否能够达到足量。研究证实,关于母乳喂养益处的健康教育并不会让母亲感到内疚或被强迫,而是对新生儿做出最佳喂养决策所需的必要信息。低收入母亲在与护理人员交谈后,特别有可能从配方奶粉喂养改为母乳喂养。

（二）鼓励频繁吸乳

在产后的开始阶段,推荐使用模拟婴儿吮吸模式的医院级吸乳器进行泵乳,这样的模式可以促进初乳的排出,增加泌乳量。通过出生后 30 分钟内尽早使用电动吸乳器吸乳,每 2～3 小时规律地进行 1 次吸乳,每天 8～12 次,以及睡前吸乳,夜间至少吸乳 1 次,早晨起来即吸乳,以及提供在家庭使用的吸乳器等支持措施,可提高母乳喂养率。

（三）积极开展初乳口腔护理

从新生儿出生可获得母乳开始,应用几滴初乳或者母乳涂抹于新生儿尤其是早产儿的口腔,直至可以一直持续到经口喂养为止。母乳中的细胞活性因子可以与口咽部淋巴组织结合后促进 SIgA 的分泌,同时提供积极的经口感受。母乳口腔护理可以为新生儿母亲吸乳提供强大的原动力。

（四）家庭为中心的护理

允许患儿父母进入 NICU,并允许为新生儿提供部分护理操作。支持床边吸乳、喂养,鼓励尽早直接哺乳,定期让父母到 NICU 探望。

（五）袋鼠式护理

有利于促进母乳分泌，提高母乳喂养的结局，可以在母亲乳房上进行非营养性吸吮，有利于过渡到直接哺乳。

（六）追踪母亲泵乳日记

一位健康母亲每天能挤出的母乳量有 440～1 200 mL，泵乳日记为母亲吸乳过程提供了一个可视的追踪方法，也便于医护人员进行指导，配合母乳成分分析，为新生儿营养的供给提供指导。

（七）维持泌乳至出院后

哺乳期的维持泌乳，通常以 NICU 出院时婴儿是否仍接受部分或完全母乳喂养（NICU 出院后母乳喂养的延续）来衡量，这仍然是一个全球性的问题，只有少数最佳做法被证明是有效的。在一项前瞻性队列研究中，Hoban 等报告说，极低出生体重儿的母亲在 NICU 住院期间改变了他们的母乳喂养目标，并且随着住院时间的推移，越来越不可能实现其完全或部分母乳喂养的目标。有研究认为，长期泵乳量少、母亲的压力和疲劳、来自家人和朋友的鼓励和帮助不足以及 NICU 中不一致的建议，都是造成 NICU 出院前母亲停止母乳喂养的原因之一。此外，那些最初打算用配方奶喂养的母亲，很可能会恢复到她们的产前喂养目标，特别是当婴儿的状况有所改善时，母亲会认为"母乳喂养已经尽了它的职责"以至于出院后不能继续母乳喂养。一些多机构的质量倡议已经证明,通过采用多学科婴儿营养和哺乳团队,为新生儿制订明确的计划,NICU 出院时母乳喂养率更高。其他的措施也可提高母乳喂养率,比如发展一个 NICU 哺乳护理团队,增加医院级别的母乳泵的可用性,并实施哺乳查房。许多以证据为基础的干预措施,如及时获得有效和高效的母乳泵、增加冷冻室储存空间和针对 NICU 的前瞻性哺乳护理,由于需要进行经济投资,所以这些措施推广还不足。在许多情况下,促进亲母母乳喂养的项目要比获得捐赠母乳基础设施的机构批准更容易,并且亲母母乳能够提供更大的保护,防止后期感染。

# 第三节　新生儿重症监护室母乳喂养团队建设架构

新生儿重症监护室(NICU)的母乳喂养团队中应包括母乳质量控制监督小组,母乳喂养指导小组和临床喂养团队(图 1 - 1)。

## 一、建立母乳喂养质量控制监督小组

NICU 在推动亲母母乳喂养时,均需成立母乳质量控制监督小组,制订新生儿病房母乳使用规范,定期对母乳的管理进行质控检查。建议由科主任和护士长担任组

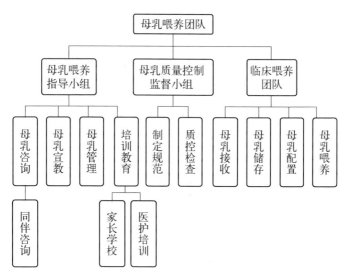

**图 1-1 NICU 母乳喂养团队架构图**

长,负责母乳的质量安全管理,定期检查,每月定期开会听取小组成员有关母乳质量和安全的汇报,保证母乳喂养工作安全。

## 二、建立母乳喂养指导小组

涉及母乳喂养的单位需配备母乳喂养指导小组(包含至少1名临床营养医师、1~2名专业母乳咨询师、同伴咨询师等)。指导小组需在第一时间对父母进行母乳喂养宣教,住院期间进行喂养的监测和评估,出院前给予直接哺乳的指导,并对 NICU 的全部人员定期进行母乳喂养培训。医护人员对母乳喂养的态度影响着孕产妇母乳喂养的信念和决心,因此针对医务人员的培训和教育对促进母乳喂养非常重要。但是我国的母乳喂养教育在住院医师、护士培养中属于初级阶段,儿科医生、护士获得的母乳喂养相关知识与婴儿家庭的需求之间存在巨大差距。我国在《爱婴医院复核标准(2014 年版)》中明确规定了"每年对全体医护人员进行不少于 8 小时的母乳喂养政策和知识、技术培训;每年对产科、儿科、行政、后勤等职能科室人员进行母乳喂养知识的复训,时间不少于 3 小时"。

（一）母乳喂养知情告知

责任医师应给新生儿父母有关母乳喂养益处以及进行母乳喂养重要性的告知,入院时签署亲母和捐赠母乳知情同意书,必要时填写母乳喂养时乳母使用药物和疾病情况单,便于在出现泌乳或喂养问题时专业人士能及时介入并进行有效沟通。在新生儿出生后,儿科医师常常需要与父母交流新生儿的喂养情况,帮助父母储备母乳喂养知识,了解母乳喂养方法,确立母乳喂养的信念,排查干扰母乳喂养的医学问题,促进母乳喂养。为新生儿家庭提供专业知识、技术和咨询,应该成为医务人员职责的一部分,也是提高母乳喂养率和成功率的关键因素。

（二）专业哺乳咨询师

各国具有专业哺乳执业证书的人员,称为哺乳咨询师(lactation consultant,LC)。他们熟知母乳喂养的知识和维持泌乳的技巧和方法,为新生儿母亲制订母乳哺育的目标,在循证的基础上给予专业的指导并注意遵从父母的意愿和隐私的保护。另外,国际认证专业哺乳顾问(international board certified lactation consultant, IBCLC)是母乳喂养临床指导的专业人士,通常服务于各种医疗保健机构,包括医院、儿科诊室、公共卫生保健中心以及私人诊所等,她们也可以独立执业。IBCLC 的职能是识别、预防和解决哺乳相关问题,她们积极保护、推动和支持母乳喂养,为女性、家庭、医疗专业人员及社会各界提供有关泌乳及母乳喂养的知识,保护、推动及支持哺乳的政策发展,为女性及其家庭提供从孕前到离乳全过程的支持和照护。这些专业人士在母乳喂养指导小组中承担教育、培训、指导等作用,是小组中重要和不可或缺的成员。

(三) 同伴咨询师

在国外的研究中,聘请有 NICU 住院经历的孩子父母作为志愿者,经过常规的母乳喂养培训成为医疗团队中的一员,为 NICU 正在住院患病新生儿的父母提供母乳喂养方面的经验分享,解释提供亲母母乳的重要性,负责母亲泵奶、收集、储存、做母乳标识等的一系列教学任务。她们与患病新生儿母亲在一起,共同应对和解决妈妈们奶水不足、乳头疼痛、缺乏家庭支持等问题。同伴咨询师的存在是 NICU 母乳喂养指导小组内重要和宝贵的组成成分,前 NICU 患病新生儿父母的现身说法,更容易

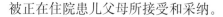

被正在住院患儿父母所接受和采纳。

（四）建立父母学校，促进家庭母乳支持体系

患病新生儿在 NICU 住院的过程中，医护人员不单单需要对父母进行母乳喂养相关知识宣教，还要对家庭其他成员进行母乳喂养相关知识培训，所以父母学校可以邀请除父母外的其他家庭成员共同参与，让家庭成员知晓母乳喂养的好处，并支持和促进母乳喂养的成功进行。

## 三、建立临床喂养团队

父母将母乳送 NICU 后，需要有专人进行接收、储存、配置以及进行喂养。接收母乳人员需要经过培训，根据各家医院母乳接收相关规定，核查送奶身份信息、母乳质量、标识，存储运送条件是否符合要求，并根据母乳的性状进行存储。配置时要求严格无菌操作，喂养前要进行核对，保证母乳喂养的安全。

（王　丽、刘　婵）

**参考文献**

［1］MAAYAN-METZGER A，AVIVI S，SCHUSHAN-EISEN I．，KUINT J. Human milk versus formula feeding among preterm infants：short-term outcomes. Am J Perinatol. 2012 Feb，29（2）：121－126. doi：10. 1055/s-0031-1295652. Epub 2011 Nov 17. PMID：22094917.

［2］ORGANIZATION WH. Guidelines on Optimal Feeding of

Low Birth-Weight Infants in Low-and Middle-Income Countries. Geneva Switzerland Who，2011.

［3］ELLEN O BOUNDY， ROYA DASTJERDI， DONNA SPIEGELMAN，et al. Kangaroo Mather Care and Neonatal Outcomes：A Meta-analysis. Pediatrics，2016，137：el - e16.

［4］早产儿营养调查协作组.新生儿重症监护病房中早产儿营养相关状况多中心调查 974 例报告·中华儿科杂志,2009,47(1)：12 - 17.

［5］HASSIOTOU F， GEDDES D. Anatomy of the human mammary gland：Cur rent status of knowledge. Clin Anat，2013,26：29 - 48.

［6］HASSIOTOU F， GEDDES DT，HARTMANN PE. Cells in human milk：state of the science. Journal of human lactation：official journal of International Lactation Consultant Association，2013；29：171 - 182.

［7］HASSIOTOU F， BELTRAN A， CHETWYND E，et al. Breastmilk is a novel source of stem cells with multilineage differentiation potential ［J］. Stem Cells，2012，30（10）：2164 - 2174. DOI：10. 102/stem. 1188.

［8］JOHNSON TJ，PATEL AL，JEGIER B，et al. The cost of morbidities in very low birth weight infants. J Pediatr，2013，162：243 - 249.

［9］GANAPATHY V， HAY JW， KIM JH. Costs of necrotizing enterocolisis and cost-effectiveness of exclusively human milk-based products in feeding extremely premature infants. Breastfeed Med，2012，7：29 - 37.

［10］Department of Health， NHS trusts & NHS foundation trusts. Reference Cost Collection：National Schedule of Reference Costs-Year 2013 - 14. 2015.

［11］中国医师协会新生儿科医师分会营养专业委员会、中国医师协会儿童健康专业委员会母乳库学组,《中华儿科杂志》编辑委员会.新生儿重症监护病房推行早产儿母乳喂养的建议.中华儿科杂志,2016,54(1)：13 - 16.

［12］WHO Baby-friendly Hospital Initiative Revised，Updated and Expanded for Integrated Care. 2009；11.

［13］WHO 文件原文地址：https：//www. who. int/nutrition/ publications/guidelines/breastfeeding-facilities-maternity- newborn/en/

https：//www. who. int/nutrition/publications/infantfeeding/ bfhi-implementation/en/

［14］NYQVIST KH，HAGGKVIKVIST AP，HANSEN MN，et al. Expansion of the ten steps to successful breastfeeding into neonatal intensive care：expert group recommendations for three guiding principles. Journal of Human Lactation，2012， 28(3)：289 - 296.

［15］PAULA P，JANET L，ALOKA L，et al. Improving the use of human milk durning and after the NICU stay ［J］. Clin Perinatol，2010，37（1）：217 - 245. DOI：10. 1016 /j. clp. 2010. 01. 013.

［16］张俊,刘凤,韩树萍.NICU 母乳喂养质量改进进展.临床儿科杂志,2016,34(1)：74 - 77.

［17］ARSLANOGLU S，CORPELEIJN W，et al. Donor human milk for preterm infants：current evidence and research directions. J Pediatr Gastoenterol Nutr，2013，57（4）： 535 - 542.

［18］童笑梅,封志纯.早产儿母乳喂养.北京：人民卫生出版社：2017.

［19］RILEY B，SCHOENY M，ROGERS L，et al. Barriers to human milk feeding at discharge of very low birthweight infants：Evaluation of neighborhood structural factors. Breastfeed Med. 2016.

［20］BIXBY C，BAKER-FOX C，DEMING C，et al. A multidisciplinary quality improvement approach increases breastmilk availability at discharge from the neonatal intensive care unit for the very-low-birth-weight infant. Breastfeed Med. 2016；11：75 - 79. ［PubMed：26901619］

[21] HOBAN R, BIGGER H, PATEL AL, ROSSMAN B, et al. Goals for human milk feeding in mothers of very low birth weight infants: How do goals change and are they achieved during the NICU hospitalization? Breastfeed Med. 2015; 10 (6): 305 - 311. [PubMed: 26110439]

[22] FLEURANT E, SCHOENY M, HOBAN R, et al. Barriers to human milk feeding at discharge of VLBW infants: Maternal goal setting as a key social factor. Breastfeed Med. in press.

[23] University of California San Diego Health. [Accessed May 10, 2016] Supporting Premature Infant Nutrition (SPIN) Website. https://health.ucsd.edu/specialties/obgyn/maternity/newborn/nicu/spin/about/Pages/default.aspx. Updated 2016.

[24] BIXBY C, BAKER-FOX C, DEMING C, et al. A multidisciplinary quality improvement approach increases breastmilk availability at discharge from the neonatal intensive care unit for the very-low-birth-weight infant. Breastfeed Med. 2016; 11: 75 - 79. [PubMed: 26901619]

[25] MEIER PP, ENGSTROM JL, PATEL AL, et al. Improving the use of human milk during and after the NICU stay. Clin Perinatol 2010; 37(1): 217 - 245.

[26] MEIER PP. Breastfeeding peer counselors in the NICU: increasing access to care for very low birth weight infants. Illinois Children's Healthcare Foundation; 2005.

[27] ROSSMAN B, ENGSTROM JL, MEIER PP, et al. "They've walked in my shoes": mothers of very low birth weight infants and their experiences with breastfeeding peer counselors in the neonatal intensive care unit. J Hum Lact 2011; 27(1): 14 - 24.

# 第二章

# 住院新生儿母乳喂养临床实践

## 第一节　母婴分离下母乳喂养宣教

### 一、前期准备工作

（一）制作宣教材料

参照新生儿母乳喂养指南，制作母婴分离下母乳喂养宣教材料，包括海报、宣教手册、多媒体视频等。

（二）设立病区母乳咨询师

在新生儿病区设立母乳咨询师，由经过国际或国内认证的具有专业哺乳执业证书的病区护士担任，负责对全区医护人员进行母乳喂养知识培训，同时为家属提供母乳喂养指导。

（三）全员培训

定期对病区医护人员进行母乳喂养知识规范化培训并考核，确保全区医护人员能正确实施母乳喂养宣教。

## 二、宣教方式

（一）口头指导

入院时、床旁探视时对家属进行母乳喂养相关指导。

（二）纸质资料

病区公共区域张贴母乳喂养宣教壁报，发放宣教手册及泌乳日记，通过泌乳日记来监测母乳采集情况。

（三）视频

播放母乳喂养相关的多媒体视频。

（四）互联网＋

通过电脑端云随访系统或手机端医护 APP 系统向家属推送母乳喂养知识。建立母乳喂养咨询微信群，解答家属的疑问。

## 三、宣教内容

（一）母乳喂养的益处

详见第一章。

（二）母乳收集前的准备

1. 泵乳前卫生准备

使用流动水"七步洗手法"洗净双手，并用一次性纸巾或湿巾擦干手部；用温湿毛巾清洁乳房；准备好清洁的储奶装置，徒手挤奶可选择宽口径储奶瓶，泵奶需采用配套的消毒好的吸奶器及配件。

2. 环境的准备

选择一个安静、卫生的环境，取舒适的姿势，泵乳前喝一杯温水,听一些平静、舒缓的音乐,看看孩子的照片,想象和孩子在一起的样子,这些方法都可以帮助促进乳汁分泌。

(三) 母婴分离时如何保持泌乳

1. 挤奶时间

当母婴分离时,要在分娩后 30 分钟内开始徒手挤奶。

2. 徒手挤奶法

注意拇指与食指呈 C 字形,放在乳头根部 2～3 cm 处,反复有节奏地进行压—挤—松动作,依各个方向进行,直到乳房松软。3～5 分钟换另外一侧,反复进行,持续 20～30 分钟。

3. 选择合适的吸奶器

选择吸奶器泵奶时,可以按自己意愿和经济实力选择吸奶器,推荐使用模拟婴儿吸吮模式的电动双侧吸奶器,每次持续 10～15 分钟。吸奶器是否专业对泌乳的影响很大。

4. 泵奶的要求和频率

每天泵奶频率为 2～3 小时 1 次,每天坚持 8～12 次/天;白天泵奶间隔最长不超过 3 小时,夜间至少泵奶一次;若奶涨时,随时挤奶,以促进乳汁排出和刺激分泌。因为乳房不是一个被动储存乳汁的容器,而是主动生产乳汁的组织器官,当新生儿出生,乳房的产奶是由新生儿来主导的。乳房排空(乳汁被婴儿吸吮)促进后续乳汁产生。相反,缺乏足够的乳汁移除使得乳房涨满,进一步导致乳汁淤积,将会减缓并限制乳房乳汁合成。婴儿吸吮的质量和数量或者乳汁的排空决定了乳汁合成,称为自分泌控制。科学研究表明可能有 2 个因素在控制着乳汁的合成过程。

(1) 乳汁中含有少量的乳清蛋白质,我们称之为哺乳的反馈抵制物(FIL)。FIL 的作用就是当乳房充盈的时候降低乳汁的合成速度。因此,当乳汁蓄积在乳房中时(更多的 FIL 出现),乳汁的制造量就减少了,同样地,当乳房被"排空"时乳汁的制造会加速(FIL 减少)。

(2) 催乳素(泌乳素)也是对于乳汁合成过程的发生必不可少的另一个因素。催乳素受体分布在泌乳细胞壁上。这就允许血液中的催乳素转移到泌乳细胞中,进而刺激母乳各组分的合成。当乳腺腺泡中充满了乳汁时,细胞壁扩大/延展开来,催乳素受体的形状发生了改变,导致催乳素无法通过这些受体进入细胞,因此乳汁合成的速度降低了。当乳泡中的乳汁排空时,催乳素受体的数量增多,形状也恢复了,就允许更多的催乳素通过,进而提高了乳汁合成的速度。催乳素受体理论说明了在哺乳最初的几周里,母亲"排空"乳房的频率越高,受体的数量就会增加,更多的受体就意味着更多的催乳素进入泌乳细胞,进而提高了奶量。

研究还表明母乳中的脂肪成分也是由乳房的"排空"程度来决定的。乳房排得越"空",乳汁中就含有更多的脂肪,而不是由每天特定的时间或是喂养的特定阶段决定的。在母婴分离的情况下,规律的泵奶并尽可能地排空乳房是促进乳汁分泌的关键,所以对母亲及时进行产后泵乳的指导是非常必要的。

(四) 母乳的收集

(1) 母乳挤出后,用储奶装置收集,注意没有必要弃去前5~10 mL。

(2) 收集时,母乳量不可超过容器容量的3/4,以免母乳暴露被污染及冰冻后体积增加损害容器。

(3) 每次采集分开储存,避免将新鲜母乳加入已冰冻母乳中。

(4) 母乳采集后暂不使用,需立即放入冰箱储存。

(5) 可以使用泌乳日记(表2-1)记录泵奶量。

表2-1 泌乳日记①

| 日 期 | 产后天数 | 开始时间 | 结束时间 | 泵奶量 |
| --- | --- | --- | --- | --- |
| | | | | |
| | | | | |
| | | | | |

## 小贴士

收集时母乳量不可超过容器容量的3/4,以防冰冻后体积增大导致容器损坏;因为母乳的凝固点低于水,所以冻奶运送途中不建议使用冰块冷藏转运,以免发生冻融。

---

① 复旦大学附属儿科医院 NICU 提供。

（五）母乳的储存

1. 容器清洁要求

使用消毒后清洁干燥的储奶容器进行储存。住院期间推荐食品级硬塑料的存储容器，注意储存容器的储存期限，使用储奶袋可以存储母乳 30 天，不影响母乳脂肪成分或造成污染。

2. 冰箱内放置要求

条件允许时建议使用单独储存母乳的冰箱，无法做到单独储存时可将母乳单独放置一层，若无条件时要与冰箱内其他物品隔开。母乳要按照采集时间放置，做好标识，不可储存在冰箱门上。

3. 储存时间要求

新鲜母乳在室温 16～29℃条件下可储存 4 小时；冷藏母乳可在 4℃条件下可存放 72 小时，早产儿建议 48 小时内使用；冰冻母乳在≤−20℃条件下可存放 3 个月。注意：母乳不能保存在 37℃以上的条件下。

（六）母乳的运送

（1）建议使用消毒合格的一次性储奶瓶收集母乳，减少倾倒过程和奶瓶消毒不够导致的污染。

（2）奶瓶上注明新生儿的床号、姓名、住院号及母乳采集的时间、奶量。

（3）奶瓶放入冰包保存，冰包内需放置蓝冰或凝胶冰袋，不可使用冰块，并尽快送至医院，新鲜母乳需保证温度在 0～4℃，冰冻母乳需保持冷冻状态，不能溶解，溶解后的母乳只能储存 24 小时。

（4）送母乳时需携带身份证、探视卡等身份证明文件，将母乳交至工作人员，经工作人员核对后存入母乳库。

**小贴士**

母乳运送时可用干净的干毛巾填塞母乳容器间的空隙。保持母乳的冷链状态，转运温度保持＜4℃。运送冻奶推荐使用蓝冰，运送时间超过 18 小时建议使用干冰。

# 第二节　初乳的重要性和初乳口腔免疫疗法

## 一、概述

近年来，早产儿存活率逐年上升，但由于早产儿消化吸收及黏膜屏障功能不成熟，吸吮吞咽不协调，时常会出现胃潴留、呕吐、腹胀等喂养不耐受症状，影响肠内营养的实施。而长期肠外营养也会影响肠道发育，易导致脏器功能损害、感染、代谢紊乱等并发症。因此，帮助早产儿建立吸吮、吞咽的协调性尤为重要。初乳中含有丰富的免疫活性物质以及各种细胞因子，对早产儿消化道具有积极促进的作用，研究表明初乳口腔免疫疗法能显著减少胃潴留的发生，调节免疫功能，还能有助于降低早产儿喂养不耐受发生率。

## 二、初乳

通常情况下将新生儿出生后 2～3 天以内分泌的乳汁称为初乳，早产儿母亲分泌初乳的持续时间更长。产妇分娩后最初几天，乳腺上皮间的紧密连接开放，母亲血液中大量免疫保护成分穿过开放的细胞旁路途径进入乳汁，因此初乳中含有丰富的营养物质、SIgA、抗炎因子、免疫活性物质和细胞因子。这些保护性的免疫因子附着于上呼吸道及胃肠道，保护黏膜抵抗呼吸道和消化道致病菌的侵袭。早产儿母亲的初乳含有更高浓度的生物活性成分。胎龄越小，其母亲初乳中免疫因子浓度越高。

### 小贴士

对于初乳的存储，由于冷冻会破坏初乳中蛋白质分子结构，使初乳中活性物质失活，所以常温或冷藏保存，尽快使用，室温 16～29℃可储存 4 小时，冷藏初乳 4℃条件下可保存 48 小时。

## 三、初乳口腔免疫疗法(C‑OIT)

初乳口腔免疫疗法(colostrum oral immunetherapy，C‑OIT)又称为初乳口腔涂抹，是指在早产儿出生头几天，将初乳涂抹于早产儿口咽黏膜，使初乳与口咽淋巴组织与肠道相互作用的过程。C‑OIT 开始时间需尽早，一般 24 小时内即可开展，每 2～3 小时涂抹 1 次，应持续

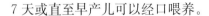

7天或直至早产儿可以经口喂养。

（一）适应证

（1）所有不能经口进食的早产儿，尤其是 NICU 中使用呼吸机辅助呼吸不能经口喂养的新生儿、极低和超低出生体重儿。

（2）经口喂养困难者如吞咽障碍。

（3）坏死性小肠结肠炎（NEC）、禁食者。

（二）禁忌证

（1）新生儿诊断出半乳糖血症者。

（2）新生儿母亲存在母乳喂养禁忌证者。

（三）操作步骤

1. 操作前准备

分娩前告知有早产风险的孕母及其家人，分娩后告知早产儿父母初乳的好处及初乳口腔免疫疗法的作用，尽快在分娩后获得初乳。初乳的获得包括以下步骤：

（1）收集：

鼓励早产儿母亲在分娩后30分钟内开始徒手挤奶，将挤出的初乳盛放于一次性专用无菌容器内（如无菌注射器），贴好标签（包括姓名、床号、住院号、采集日期、时间、奶量），冷藏并尽快送至新生儿科。

（2）转运：

母亲住院期间可以将初乳直接送到新生儿科立即使用或冷藏处理。母亲出院后将新鲜未经冷冻的初乳放入冰包内，保持冷藏状态，尽快送到医院。

（3）接收和储存：

护士应在初乳容器上贴上特殊标签,标明用途（用于 C‐OIT）、姓名、采集日期和时间以及有效期,放入冰箱冷藏储存。冷藏初乳在 4℃条件下可存放 48 小时,这些 C‐OIT 的初乳要与早产儿喂养的母乳分开存放。

2. 取出初乳

七步洗手法洗手,护士从冰箱冷藏室取出初乳,室温中放置 5 分钟复温。

3. 核对信息

双人核对容器标签上的信息与早产儿住院信息一致或用 PDA 电子系统扫描患儿手腕带和初乳标签。

4. 操作过程

去除注射器针头,将注射器乳头沿早产儿一侧口角送入口中,放于颊黏膜与牙龈之间,缓慢推注 0.1 mL 初乳,持续时间>20 秒;注射器不移出口腔,移到早产儿另一侧颊黏膜与牙龈之间,向口腔内推注余下的 0.1 mL 初乳或使用浸润初乳的棉签涂抹早产儿两侧的颊部。

5. 注意事项

（1）操作时严格遵守无菌原则。

（2）注意动作轻柔,将初乳准确涂抹到早产儿口腔黏膜两侧,保持口腔黏膜的完整性。

（3）操作中及操作后监测早产儿生命体征有无异常。

（4）防止医用棉签脱落在早产儿的口腔中,引起呛咳或窒息。

（5）注意观察口腔黏膜的变化,有无充血、炎症、糜烂、溃疡、肿胀及舌苔颜色的异常变化等。

## 第三节　母乳接收、储存、检测流程

### 一、母乳接收

（一）核对

核对身份、母乳的状态;包装有无破损;标识(姓名、住院号、床号、采集日期、量)完整、清晰。

（二）登记

姓名、住院号、床号、接收母乳瓶数和母乳总量、采集时间、接收时间、母乳状态(鲜奶/冻奶)。

（三）处理

立即放入冰箱储存或使用。

### 二、母乳储存

（一）环境要求

独立配奶间,专人管理,保证母乳安全。

（二）冰箱管理

储奶专用冰箱,不得与药物冰箱共用;冰箱应配有温度监测及报警装置;每次使用后关闭冰箱门,保证冰箱的温度符合要求;每天登记冰箱温度 2~3 次,每天清洁冰箱。

（三）冷藏温度及保存时间

4℃下建议不超过 72 小时,早产儿母乳不超过 48 小时。

（四）冷冻温度及保存时间

-20℃下可保存 3 个月。

（五）室温下温度及保存时间

16~29℃保存 4 小时。

## 小贴士

因为冰箱开门对冷藏/冷冻温度影响较大,母乳不能存放在冰箱门上。

## 三、母乳检测

一般情况下不需要进行母乳检测,以下情况需要进行：使用母乳库母乳;高危早产儿。

NICU 中多为免疫力低下的危重早产儿,在母乳喂养时巨细胞病毒(CMV)可经母乳传播给早产儿,在新生儿时期多无症状,但可能产生认知与神经发展的长远不良影响。由中华医学会儿科学分会感染学组制订的《儿童巨细胞病毒性疾病诊断和防治建议》中提出,对带病毒的母乳处理包括：已感染 CMV 的婴儿可以继续母乳喂养,无须处理;早产儿和低出生体重儿需处理带病毒母乳后喂养。但也有相关研究否定了检测的必要性,所以母乳巨细胞病毒的检测仍未成为 NICU 对于母乳筛选的一个常规。复旦大学附属儿科医院 NICU 的做法为：入院前进行详细的母乳喂养宣教,告知父母极低出生体重儿母乳喂养的重要性以及母婴分离下的母乳如何采集、储存、运送的正确方法;第一次送奶时需留取母乳做细菌培养及 CMV 病毒检测,需要新鲜母乳各 2 mL 送检;进行培养后可以筛查出母亲在家中的不规范操作,进而提高母乳喂养的安全性;对于孕周小于 28 周的早产儿,母乳 CMV 培养为阳性的新鲜母乳须经巴氏消毒后喂养,并对母乳 CMV 进行监测(见第三章)。

# 第四节　母乳配置流程

母乳的配置要遵循无菌原则,按照母乳采集时间,优先使用初乳、新鲜母乳。经处理的母乳需要做标识,如"已解冻""已强化"等。

## 一、母乳解冻

(1) 可提前 12 小时将母乳放置冷藏室解冻。

(2) 用冷水或温水(≤37℃)解冻母乳,需要注意液面不超过奶瓶口。

(3) 不能使用热水和微波炉解冻。

### 小贴士

母乳需要充分解冻,解冻后的母乳可在冷藏条件下

(0～4℃)保存 24 小时,解冻后的母乳不能再冷冻。

## 二、母乳配置

母乳配置原则:遵守无菌原则,配置人员用七步洗手法洗手,戴口罩和帽子、穿无菌隔离衣。

(1)准备好无菌物品及所需配置物品,检查其有效期。

(2)清洁配奶台面,配奶台面每天消毒擦拭 2 遍,每次配奶前后用消毒湿巾擦拭。

(3)将母乳从冰箱中取出,推荐使用新鲜冷藏(0～4℃)母乳,若为冰冻母乳需提前解冻。

(4)双人核对:床号、姓名、住院号、标识、有效期、母乳量,也可使用 PDA 电子扫描系统进行核对。

(5)戴无菌手套,用无菌注射器抽取医嘱奶量于奶瓶中,抽取过程中注意无菌操作,并套上奶嘴。

(6)按照顺序将配置好的母乳放置在 0～4℃冰箱中,有效期 24 小时。

## 三、母乳喂养

(一)喂奶前需加热

使用温奶器,或在温水(≥37℃且＜40℃)中加热(加热时间≤15 分钟),不可使用沸水、微波炉加热母乳。

(二)核对后喂养

在进行喂养前需要再次进行核对,核对姓名、床号、住院号、喂养时间、奶量及是否需要添加母乳强化剂,母乳需专人专用,管饲喂养者详见本章第五节。

# 第五节　母乳管饲喂养流程

## 一、适应证

（1）胎龄＜32～34 周早产儿。

（2）吸吮和吞咽功能不全、不能经口喂养者。

（3）因疾病本身或治疗的因素不能经口喂养者。

（4）作为经口喂养不足的补充。

## 二、管饲途径

口/鼻胃管喂养:是首选方法,选择内径小而柔软的硅胶或聚氨酯胃管。

### 小贴士

如果经口气管插管,则经鼻置胃管。如果经鼻持续正压通气或高流量吸氧,则经口置胃管。

## 三、管饲方式

（一）间歇输注法

使用注射泵输注,每次输注时间应持续 30 分钟～2 小时,根据新生儿肠道耐受情况间隔 1～4 小时输注。适

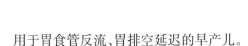
用于胃食管反流、胃排空延迟的早产儿。

（二）持续输注法

使用注射泵连续输注喂养，注射泵中的母乳应每2～3小时进行更换。适用于上述两种方法不能耐受的早产儿。

（三）间歇重力喂养法

将配好的母乳倒入连接胃管的注射器内，让乳汁通过重力的作用自然流入胃中。

**小贴士**

如果持续输注喂养，母乳中的脂肪含量会明显降低，从而导致热量下降。

## 四、管饲流程

（一）核对医嘱

至床旁，核对新生儿身份、喂养量和喂养时间。

（二）评估

新生儿有无腹胀、肠型、呕吐、肠鸣音情况。

（三）抽吸胃液

证实胃管在胃内，并检查胃潴留量，潴留量应不超过喂养量的 $1/2$。一般情况下，潴留量 $<50\%$ 补足奶量，潴留量 $>50\%$ 停奶一顿，可根据新生儿的病情及潴留的量和性状做综合分析后决策。

（四）核对母乳外观、标签

外观：母乳中有少量血可给新生儿使用，母乳有腐

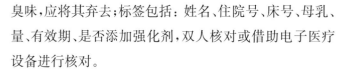

臭味,应将其弃去;标签包括:姓名、住院号、床号、母乳、量、有效期、是否添加强化剂,双人核对或借助电子医疗设备进行核对。

（五）间歇重力喂养法

空针撤去针栓,空针筒接妥胃管接口,将母乳倒入,以自然引力缓慢流入。喂养过程注意观察新生儿的面色、呼吸,有无发绀、呛咳等反流症状。

（六）持续输注喂养

将注射泵用消毒湿巾擦拭后放进暖箱内,注射器抽取母乳连接胃管后放在注射泵上,标明床号、姓名、住院号、喂奶时间,调节速度,按"启动"键。

（七）结束操作

喂完后用注射器打入适量空气,并封闭胃管。如果有气管插管或无创通气者可开放胃管。

（八）安置新生儿至舒适体位

（九）整理床单位

（十）记录

记录喂奶时间,完成奶量,剩余母乳弃去。

（十一）母乳喂养差错的处理

通过医院风险管理系统上报,按照输液差错处理流程执行,并做好追踪。

### 小贴士

胃管为干燥、无菌、密闭的一次性喂养管道,与其他导

57

管(如静脉导管)做好标识区分,尽量避免在阳光和光疗中的暴露,间歇母乳喂养后用空气冲管,持续母乳喂养的管道和注射器每2小时更换1次,口腔护理每4小时1次。

# 第六节　母乳强化剂的添加

## 一、概述

美国儿科学会和欧洲儿科胃肠、肝病和营养学会一贯推荐母乳喂养的低出生体重早产儿使用含蛋白质、矿物质和维生素的母乳强化剂(human milk fortifier,HMF)。我国《早产/低出生体重儿喂养建议》指出,胎龄<34周、出生体重<2 000 g的早产儿应首选强化母乳喂养。

## 二、母乳强化的方式

母乳强化有两种方式,即标准强化和个体强化。大多数新生儿重症监护病房使用标准强化,即在母乳中加入固定浓度的强化剂。尽管这种方法操作简便,但这种方式并不符合个体化需求的婴儿。标准强化将母乳中蛋白含量从2.1~2.4 g/418.4 kJ提高到3.25 g/418.4 kJ,达不到极低出生体重儿所需蛋白含量3.6 g/418.4 kJ。

因此,理想的母乳强化应该是个体强化。个体强化有两种方法,一种是根据母乳成分分析进行"目标强化";

另一种是根据婴儿的新陈代谢反应进行"调整强化"。目标强化是通过分析母乳成分,然后加入强化剂,满足每个早产儿所需营养素。母乳成分分析是通过红外光谱设备对母乳进行定性和定量分析,用 10 mL 母乳可在短时间内完成分析。调整强化是通过周期性地检测新生儿尿素氮判断其新陈代谢,来调整蛋白质摄入。

## 三、母乳强化剂的使用

### (一) 添加时机

我国《早产/低出生体重儿喂养建议》中指出,胎龄<34周、出生体重<2 000 g 的早产儿应首选强化母乳喂养,当早产儿每天摄入母乳量达到 80～100 mL/kg 时,开始进行强化母乳喂养。

### (二) 配置方法

以标准化强化为例:标准方法配制的强化母乳,可使母乳中蛋白质从 15 g/L 提高至 25～28 g/L,热卡密度从 2 842 kJ/L 提高至 3 344～3 553 kJ/L(1 kcal＝4.18 kJ)。一般从半量强化开始,根据早产儿的耐受情况,3～5 天逐渐增加至全量。

以某品牌母乳强化剂为例:母乳 20 mL,每 2 小时一次,母乳 100 mL＋强化剂 1 包。首先计算母乳中需要添加多少剂量的母乳强化剂,某品牌母乳强化剂约为 2 mL/包,20 mL/100 mL＝0.2,0.2×2＝0.4 mL,计算出每顿奶需要加 0.4 mL 母乳强化剂。将母乳强化剂倒入

2 mL 注射器中取 0.4 mL,加入已经温热好的母乳中,摇匀后喂养。

能量密度的变化(kcal/100 mL):半强化 1 包＋50 mL 母乳(68 kcal/100 mL)＝74 kcal/100 mL,全强化 1 包＋25 mL 母乳(68 kcal/100 mL)＝81 kcal/100 mL。

## 小贴士

强化母乳应标识"强化",可在冷藏条件下(4℃),保持 24 小时,可参照各品牌说明书的具体推荐意见。

(三) 强化持续时间

对于极超低出生体重儿,尤其是营养状况不佳者,应使用经强化的母乳喂养至少持续到矫正胎龄 40 周,或根据生长情况持续到矫正胎龄 52 周。直至早产儿体重、身长数值位于同性别同龄儿的第 25～第 50 百分位曲线范围内为止。

(贺　芳)

# 第七节　经　口　喂　养

对于新生儿来说,虽然管饲营养和肠外营养能满足其营养需求,但会导致消化道全部或局部刺激的减少,从而容易出现各种不良反应,因此经口喂养是新生儿营养的最终目标。经口喂养不仅可以满足新生儿口欲要求,而且还能促进神经内分泌系统发育,经口喂养过程中给新生儿造成视觉、触觉、嗅觉等的刺激,使迷走神经兴奋,刺激 G 细胞释放胃动素、胃泌素,促进胃酸的分泌,促进胃肠蠕动,加速胃排空,减少胃食管反流等的发生。经口喂养还可促进葡萄糖诱导胰岛素释放,增加葡萄糖的利用,同时可缩短达到全肠道喂养时间及住院时间。安全有效的全经口喂养能力往往是新生儿达到出院的重要指标之一,因此医务人员应促进新生儿尤其是早产儿尽快从管饲喂养过渡到经口喂养。

## 一、经口喂养评估

### (一) 经口喂养准备的评估

准备经口喂养是指新生儿是否可以开始经口喂养,或从管饲转换到经口喂养,为开始经口奶瓶或母乳喂养的准备充分情况。经口喂养可分为两类:① 开始经口喂养准备,即是否可以从管饲/无管饲转换到经口奶瓶/母乳喂养;② 单次经口喂养准备,即在建立经口喂养以后,评估是否可以进行某次经口奶瓶/母乳喂养。前者的评估指标主要与新生儿的成熟度及口腔运动功能有关,评估非常关键,错误的判断会导致误吸、呼吸暂停、心动过缓、低氧血症等不良后果;后者的评估指标多与行为和生理因素有关,这类评估相对容易,新生儿的经皮血氧饱和度、呼吸、心率、意识等客观指标可以准确反映新生儿的情况。

新生儿经口喂养机制的复杂性以及生长发育的个体

差异性增加了医务人员对准备经口喂养评估的困难。国外学者开发了多种新生儿准备经口喂养的评估工具或量表,主要有新生儿口腔运动评定量表(neonatal oral motor assessment scale,NOMAS)、LATCH 量表、早产儿母乳喂养行为评估量表(the preterm infant breast-feeding behavior scale,PIBBS)、早期喂养能力评估量表(early feeding skills assessment scale,EFSAS)以及早产儿经口喂养准备度评估量表(preterm infant oral feeding readiness assessment scale,PIOFRAS)等,旨在通过一系列客观指标来综合判断新生儿是否可以开始经口喂养。国内由于对早产儿经口喂养问题认识较晚,各个医院喂养实践存在较大差异,目前只有少数学者进行经口喂养评估工具的研究。有学者引进了 NOMAS 量表,并进行了信度和效度的检验,但是由于 NOMAS 量表要求评估者接受专业化的培训,而且适应的人群更倾向于足月儿,测评时间也存在分歧,因而限制了该量表的临床应用。另外,也有学者对 PIOFRSA 进行了汉化,形成了中文版《早产儿准备经口喂养评估量表》,该量表总分 36 分,结果为可以经口奶瓶喂养和不能经口奶瓶喂养两种。

(二) 经口喂养表现的评估

经口喂养表现(oral feeding performance)指奶瓶喂养的有效性,主要通过三个指标进行评估。

1. 喂养速率(rate of transfer)

平均每分钟摄入奶量,反映口腔运动功能和疲劳程度。

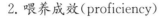

2. 喂养成效(proficiency)

进食初 5 分钟摄入奶量占医嘱奶量的比例,反映疲劳出现之前的进食情况。

3. 摄入奶量比(overall transfer)

单次经口摄入奶量占医嘱奶量的比例,反映了口腔运动功能和耐力情况。

## 二、经口喂养技能的训练

根据 Als 提出的统合发展理论,早产儿出生以后,接受的主要刺激是其与环境之间的互动,早产儿通过对抚摸、声音及光线等产生特定反应,进而发展成一个互动模式。该理论为早产儿经口喂养技能的训练提供了相应的理论基础。一直以来,营养专家采用各种干预技术促进早产儿的经口喂养,例如脸颊/下巴支持,触觉、知觉、听觉、前庭觉和(或)视觉刺激。一篇 Meta 分析评估了一些能够促进经口喂养的方法,如早期的肠内营养、喂养前口腔刺激、非营养性吸吮、喂养中口腔支持都十分有用。通过经口喂养技能的训练,能够缩短早产儿从管饲喂养过渡到经口喂养所需要的时间;改善早产儿喂养时的表现,如提高喂养效率,增加摄入奶量比等;有助于吸吮模式的成熟。同时这三者又是互相联系的,如吸吮模式的成熟有助于改善喂养时的表现,而成熟的吸吮模式和有效的喂养又能加快喂养进程。

(一) 非营养性吸吮

非营养性吸吮指对无法经口喂养的早产儿,在胃管喂养的同时,给予吸吮无孔安抚奶嘴。在早产儿管饲喂养期间给予非营养性吸吮,可促进吸吮、吞咽反射及消化功能的成熟,从而缩短管饲时间。在早产儿的管饲喂养的前、中、后阶段给予非营养性吸吮,可使早产儿有满足感,安静睡眠时间增加,活动睡眠和烦躁时间减少,从而加速体重和头围的增长。需注意的是,非营养性吸吮是喂养的过渡期,每次喂养前非营养性吸吮不超过 2 分钟。

(二) 口腔刺激

口腔刺激(oral stimulation)指对通过对嘴唇、脸颊、下巴、舌头、软腭、咽部、喉部以及呼吸道肌肉进行轻柔的按压和刺激,从而影响新生儿口腔咽喉的发育,进而提高作用。口腔刺激对早产儿经口喂养的能力有积极作用,使经口喂养的时间提前。国外口腔刺激的方法很多,且开始较早,近年来该领域成为国内早产儿护理研究的热点问题,目前国内普遍采用的是由美国学者Fucile 制订的口腔运动干预(oral motor intervention,OMI)方案,大量研究显示该方案在促进早产儿经口喂养方面具有明显作用。

## 三、经口喂养过程中促进喂养的方式

(一) 合适的喂养工具

选择合适流速的奶嘴,控制乳汁的流量,促进吸吮、吞咽、呼吸的协调。奶嘴孔过小,乳汁流速过慢,新生儿吸吮时费力;奶嘴孔过大,乳汁流速过快,新生儿来不及吞咽,容易呛咳。

(二)体位支持

喂养时最好抱起新生儿,新生儿身体稍微屈曲,头、颈、躯干呈一条直线;双肩对称、内收、前伸;双手屈曲靠近身体中线;下颌内收,喂养时应模拟母乳喂养的姿势。喂养者面向新生儿,先用空奶嘴碰触新生儿的嘴唇诱发觅食/吸吮反射,待新生儿嘴巴张开时应将奶嘴放至新生儿的舌头上,倾斜奶瓶,让奶汁充盈奶嘴,给予2~4次营养性吸吮。注意观察喂养时的吸吮、吞咽及呼吸情况,观察新生儿的面色、$SpO_2$,必要时拔出奶嘴暂停喂养,待新生儿休息片刻再进食。

(三)下颚支持

进食时喂养者一只手托住新生儿头部,另外一只手以小指托住下颌,无名指托住一侧脸颊(图2-1)。主要用于帮助肌张力低下的早产儿,喂养时给予口腔支持有利于增加奶量摄入。

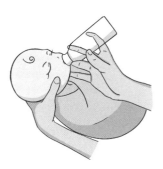

图2-1 口腔支持

随着助孕技术的应用和普及,早产儿尤其是极早早产儿的存活率呈上升趋势,因此安全有效的全经口喂养是早产儿喂养的最终目标,但是对于早产儿来说,经口喂养却是一个高度复杂的活动,涉及神经、运动、自主等多系统的整合、成熟和协调,包括嘴唇、下巴、脸颊、舌头、硬腭、咽喉部等多个解剖结构共同形成协调的吸吮—吞咽—呼吸的有节律性的顺序变化。不能够完成经口喂养不仅会造成住院时间的延长,也有可能导致长期的喂养问题和喂养障碍,同时早期的经口喂养能力也被认为对早产儿后期神经发育有预测意义。

早产儿经口喂养问题也日益受到临床医护工作者的关注,但是与国外相比,国内在此领域进步空间仍然很大,主要可分为以下几个方面:① 构建适合我国国情的 NICU 早产儿经口喂养推进指南;② 构建或开发适合临床使用的经口喂养评估量表或工具;③ 制订早期识别经口喂养困难的标准;④ 构建有特色的口腔运动干预方案。相信通过临床护理工作者和科研工作者的相互配合和努力,能够真正促进早产儿经口喂养的实现。

(吕天婵)

## 第八节　亲母乳房喂养

对新生儿尤其是早产儿来说,成功建立亲母乳房喂养是一个不小的挑战,这和新生儿自身的一些特点有关。早产儿的呼吸系统发育不成熟,呼吸不规则,浅表,容易出现呼吸暂停;吸吮、吞咽和呼吸之间的协调性差;吸吮持久力不足;肌张力较低。

## 一、新生儿吸吮、吞咽和呼吸协调性发育的顺序

新生儿吸吮、吞咽和呼吸协调性发育的顺序如表 2-2 所示。

表 2-2　新生儿吸吮、吞咽和呼吸协调性发育顺序

| 孕　　周 | 发　育　顺　序 |
| --- | --- |
| 11 周 | 可观察到胎儿的食管蠕动和吞咽 |
| 18～24 周 | 可观察到吸吮动作 |
| 26～27 周 | 可观察到呕吐反射 |
| 28～30 周 | 可能在乳房上进行一些乳房喂养,一些孕 28 周大的小早产儿就能舔舔从母亲乳头挤出的乳汁 |
| 32 周左右 | 可观察到觅食反射 |
| 32～35 周 | 可观察到吸吮、吞咽和呼吸的协调性,某些早产儿可以进行每天 1 次或 2 次的完整母乳房喂养 |
| 从孕 35 周开始 | 有可能进行有效的母乳哺育,维持足够生长 |

引自：Gaining and Growing：Assuring nutritional care of preterm infants [DB/OL]. (2015)[2015-10-10]. www.depts.washington.edu/growing.

## 二、评估新生儿进行乳房喂养的可行性

吸吮模式发育是从不成熟逐渐发育到成熟的。不成熟的吸吮模式：每次吸吮 3～5 次,之后出现相同时间的暂停,同时与母亲的乳房分离。过渡期的吸吮模式：每次吸吮 6～10 次,之后出现相同时间的暂停,偶尔与乳房分离,较长时间的吸吮后,可能出现呼吸暂停。成熟的吸吮模式：每次吸吮 6～10 次,短暂的停顿,以 1∶1 的比例吸吮/吞咽(N/G)。母亲乳房上亲喂是以新生儿个体

发展水平为基础的。在每次喂养之前,应评估新生儿是
否准备好接受乳房喂养(表2-3)。

表2-3  新生儿主导乳房喂养的评估表

| 观　　　　察 | 评分 | 哺育措施 |
|---|---|---|
| 嗜睡,警觉或烦躁 | 1 | 尝试乳房喂养 |
| 寻乳和(或)手伸进嘴里/吸吮手指,良好的肌力<br>抱起来就嗜睡或警觉,一些寻乳反射或吸吮手指,合适的肌力 | 2 | |
| 护理时短暂的警觉,没有饥饿信号,肌力无改变 | 3 | 母婴接触20分钟,如果没有改变,开始管饲喂养,如果评分进步到1或2,则按上述操作 |
| 一直在睡觉,没有饥饿信号,肌力无改变 | 4 | |
| 需要氧气,呼吸暂停和(或)心动过缓,呼吸急促 | 5 | 只进行管饲喂养 |

引自:Wellington A.,Perlman JM. Infant-driven feeding in premature infants:a quality improvement project. Arch Dis Child Fetal Neonatal Ed,2015,100:F495-500.

## 三、新生儿母乳喂养的姿势

母乳喂养姿势有很多种。事实上,并没有特定的适当哺喂姿势规则,通常是指有助于含接、吞咽和母乳喂养的哺乳姿势。母亲喂哺新生儿时体位要舒适,肌肉要放松,可采取坐位或侧卧位,取坐位时两肩放松,椅子有靠背,不宜过高。母亲可选择交替使用不同的"抱姿",尝试所有的姿势,以便找到最适合母亲和新生儿的姿势,但不管用哪个姿势,妈妈的背部、前臂、脚部都要得到充分的承托。

（一）所有母乳喂养姿势重要指南

（1）确保自己舒适。为刺激喷乳反射，母亲应保持放松舒适的姿势。

（2）将新生儿贴近母亲的身体，腹部对着腹部，然后用母亲的手臂来支撑。必要时可将手臂靠在枕头上进行支撑。

（3）在自己可触及的范围内放一杯水。

（4）用另一只手按照与新生儿嘴巴相同的方向调整乳房，垂直或水平。

由于新生儿颈部肌肉组织力量不足，头部沉重，应该用手托住头部。如果不能给予合适的头部和下巴的支撑，可能导致新生儿不能有效地就乳，很快就会疲倦；新生儿要含住乳头来保持就乳，需要提供额外的头部和身体的支撑，否则容易从乳房上滑落，所以这种姿势便于进行新生儿乳房喂养。

（二）乳房支撑

在母乳哺育的初始阶段，母亲会使用各种方法来支撑固定乳房以帮助她们的孩子含乳，一些女性对于碰触和抚摸自己的乳房感到不适，她们可能需要一些言语上的鼓励以及"手把手"的教学。并不是所有的母亲在哺乳时都需要支撑她们的乳房，是否需要支撑乳房也取决于母亲哺乳的姿势，采用比较轻松或者侧卧的哺乳姿势几乎不需要进行乳房支撑。

1. C 型支撑法

用一只手围成类似于字母"C"的形状托着乳房称为

C型支撑法,能够固定乳房和乳头,有助于新生儿吸吮乳汁。如果新生儿在吸吮过程中存在困难,母亲可以在哺乳期间保持对乳房的支撑,以防乳头从新生儿嘴中滑出。

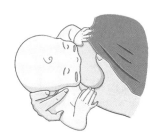

图2-2　C型支撑法

母亲将乳房围在自己手中,把大拇指放在乳房上面,其余手指放在乳房下面(图2-2)。需要确保母亲将手放在乳晕外面,这样手指就不会干扰到哺乳。如果新生儿的下巴、下颌或者嘴唇触碰到母亲的手,她可以将手向胸壁移动。母亲的大拇指与其他手指可以轻柔地按在乳房上,使其塑形并且与新生儿的嘴形相匹配。将其描述成"乳房三明治"可以帮助母亲更直观地了解该如何塑形乳房。许多新生儿只在刚开始含乳的时候需要这种帮助,适应了哺乳之后就不需要了。

2. 舞蹈者手势

对于早产儿以及那些肌肉发育不良、难以在吸吮过程中保持下颌稳定的婴儿来说,对C型支撑法稍作改变就能起到很大的帮助。舞蹈者手势来自C型支撑法。母亲伸手将前3根手指支撑起她的乳房,通过拇指与示指之间环成的圈支撑起婴儿的下颌(图2-3),示指轻微弯曲有助于母亲从一侧轻轻地

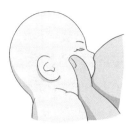

图2-3　舞蹈者手势

托住早产儿的面颊,同时大拇指可以托住另一边,这种支撑法有助于减少早产儿口腔内的有效空间,从而增加口腔内负压。使用稳定、均匀的压力托住早产儿面颊可以避免干扰到寻乳反射。随着早产儿肌张力的提高,母亲可以将她的拇指向后移至乳房的上方,用示指支撑早产儿的下巴。

(三) 对新生儿有效的亲母乳房喂养的姿势

1. 交叉摇篮式

这种是最常见的母乳哺育姿势,母亲感觉最自然(图 2-4)。

姿势要点:

(1)新生儿枕在哺乳对侧的手臂上(例如,喂右侧乳房,枕左侧手臂),从颈背支撑住新生儿头部

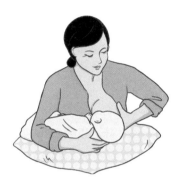

**图 2-4 交叉摇篮式**

(不超过耳根),乳房可以用同侧的手来支撑。母亲保持手臂水平,并用手托住新生儿的臀部。

(2)新生儿的整个身体需要面向母亲,胸对胸,而不是胸对着天花板;新生儿的嘴要与母亲的乳头在同一平面。新生儿下端的手臂可以放在母亲的身后或自己的身体下方。如果需要将新生儿靠近母亲的胸部,新生儿的腿可以弯曲围绕住母亲的腰部。

(3)在母亲的腿上垫一个枕头可以支撑新生儿的身体,避免其向下移动,母亲的背部和手臂也需要枕头的支撑。

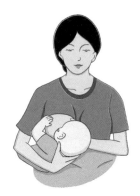

**图 2-5 橄榄球式**

2. 橄榄球式

在新手母亲遇到就乳困难时推荐使用此种姿势(图 2-5)。使用此姿势,便于母亲观察新生儿是否含住乳头和乳晕。剖宫产后及大乳房母亲适用。

姿势要点:

(1)新生儿平躺在母亲的乳房旁边,臀部弯曲位于母亲的侧面,其臀部抵住椅子、沙发或床,脚部指向天花板,也可让新生儿整个身体侧躺对着母亲(包裹住母亲的侧面),新生儿的手臂可以放在母亲的胸前。

(2)母亲的手臂托住新生儿的头颈部并环绕新生儿的背部。

(3)母亲的手臂和身体需要枕头的支撑。

3. 侧卧式

此种姿势是一种适用于经验丰富的妈妈晚间哺喂宝宝的舒适姿势(图 2-6),但对于新妈妈来说具有一定难度。

姿势要点:

(1)让新生儿躺在母亲身侧,腹部对着腹部。

(2)新生儿应当从母亲

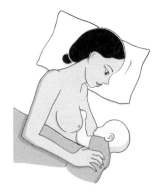

**图 2-6 侧卧式**

的乳房"向下移"(乳头应当触摸到新生儿的鼻子)。用毛巾或枕头支撑新生儿的背部。

(3) 新生儿将感受到乳头并向上含住它(这会使鼻子避开乳房,让新生儿自由呼吸、顺畅吞咽,同时母亲和新生儿也能注视到彼此的眼睛)。

## 小贴士

鼓励母亲采用不同的姿势,以找到对自己和婴儿来说最合适的体位。母亲哺乳的体位不应当过于繁琐或复杂,致使母亲或新生儿感到苦恼,或因此耽误了哺乳。

### 4.新生儿的姿势要点

(1) 让新生儿面向乳房,鼻子对着乳头。

(2) 妈妈和新生儿腹部紧贴。

(3) 保持新生儿的头和身体成一直线。

(4) 不要让新生儿的头扭向一边,头部向前倾(如点头般的状态)或过度向后仰。

(5) 母亲不仅要托住新生儿的头部还应托着他的臀部。

### 5.新生儿正确的衔乳姿势

衔乳是指新生儿含接乳房的过程,以便其吸吮和吸奶。为有效吸出乳房中的乳汁,新生儿需要将乳头和大量乳晕(乳头周围的暗色区域)含入口中。新生儿需要正确地衔乳,这样才能确保获得足够的乳汁,还可避免对母亲的乳头造成伤害。

在开始之前,母亲用手臂托住新生儿,让其面向乳房。新生儿身体应始终位于水平位置,同时耳朵、肩膀和臀部在一条线上,新生儿的鼻尖应对着乳头。衔乳过程(图2-7)如下。

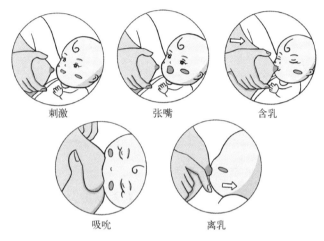

图2-7　新生儿衔乳过程

(1)要衔乳,新生儿需要稍微向后弯头部。这有助于在哺乳期间保持正确呼吸和吞咽。

(2)根据新生儿嘴巴方向调整乳房,例如,如果新生儿嘴巴垂直在母亲前面,则调整乳房保持垂直状。

(3)用乳头轻触新生儿嘴唇,刺激其将头部转向乳头,有助于新生儿张大嘴巴。

(4)使用大拇指将乳头朝向新生儿嘴巴上颚。

衔乳时,新生儿的嘴唇应当像鱼一样翘起。配偶或其他人员可帮助查看他的嘴唇是否翻出。如果未翻出,轻轻用手指翻出嘴唇。正确的衔乳姿势,是新生儿含着整个乳头和大部分乳晕。此时,可以看到新生儿下颚运动,听到吸吮和吞咽声音。新生儿的吞咽声不同于成人,听起来像舒缓的"咳咳"声音,如果听到此种声音,表示新生儿已成功衔乳;如果未听到,可重新尝试。

喂哺后,妈妈会感到乳房松软。如果新生儿未能正确衔乳,或妈妈感到乳头疼痛,可将手指放进他的嘴角,轻轻地把他移离乳房,然后再重复尝试。对于较大早产儿和神经系统受损的婴儿,母亲可以用手掌环绕早产儿的整个头部,或者用"舞蹈者手势"来保持下颌的稳定。

## 四、保证母亲有足够的乳汁

频繁有效的吸吮是保证母亲有足够乳汁的关键,在母婴分离时告知母亲要进行频繁有效的挤乳,夜间也要进行。同时,母亲要保持心情舒畅,合理均衡营养,选择药物时尽量避开抑制泌乳的药物。

## 五、关注亲母乳房喂养时新生儿是否得到了足够的奶量

如果想知道新生儿每餐的摄入奶量,可以通过测重(也被称为喂奶前后称重)来估算摄入量。早产儿通常在接近他们的足月矫正月龄时才会表现出一个可预见的、有饥饿信号的哺乳模式。当早产儿不能通过亲母乳房喂养吸取足够的乳汁时,轻薄的乳头罩可以帮助他们含乳。当吸乳不成熟,可以将优化泌乳和排乳作为目标进行干预,即增加

母乳的乳汁产量来弥补不成熟的吸吮模式。吸乳时告知母亲,要让早产儿先完全吸软一侧乳房,然后再将其转移到另一侧乳房。母亲应能察觉到早产儿有没有吸到大部分的母乳。当评估亲母乳房喂养不足时,需要及时进行额外补充。

通过将母乳吸出,在乳旁安装管状喂食装置,可以帮助早产儿在吸吮乳房的同时得到更多额外的乳汁。每天称重是判断早产儿摄入量是否足够的有效方法之一,如果早产儿连续达到或超过 20～30 g/天的预期体重增长时,逐渐减少补充量。尽管纯母乳喂养有很多优势,但早产儿母亲母乳所含营养物量及能量密度不能满足成长中较低出生体重儿(低于 1 800～2 000 g)的需求,从体格发育、骨健康的角度均强调需要进行营养素强化。

总之,早产儿在住院期间应逐步从奶瓶喂养母乳过渡到乳房喂养母乳,在住院期间应该积极将父母纳入进来,指导母亲掌握乳房喂养的方法,为早产儿顺利出院以及出院后的母乳喂养打好坚实基础。

## 第九节　新生儿母亲的营养指导

新生儿母亲的膳食是由多样化食物组成的营养均衡的膳食,除保证哺乳期的营养需要外,还通过乳汁的口感和气味,潜移默化地影响较大婴儿对辅食的接受和后续多样化膳食结构的建立。乳母的营养状况还是泌乳的基础,如果哺乳期营养不足,将会减少乳汁分泌量,降低乳汁质量,并影响母体健康。此外,产后情绪、心理、睡眠等也会影响乳汁分泌。

中国营养学会 2018 年 1 月 23 日正式颁布了《中国孕期、哺乳期妇女平衡膳食宝塔》(图 2 - 8),直观地给出了孕期、哺乳期人群各类食物摄入量范围,以及营养、运动及生活方式等方面的核心提示。哺乳期妇女平衡膳食宝塔是围产医务人员指导哺乳期妇女营养、孕育健康后代的科学依据,也是哺乳期妇女个人科学安排食物,达到母子双方健康的参考。

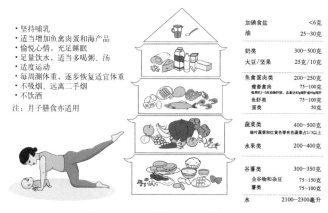

图 2 - 8　哺乳期妇女平衡膳食宝塔

# 一、确定哺乳期膳食指南食物建议摄入量的主要科学依据

确定哺乳期膳食指南食物建议摄入量的主要科学依

据是《中国居民膳食营养素参考摄入量(2016 版)》。哺乳期是母亲用乳汁哺育新生子代,使其获得最佳生长发育并奠定一生健康基础的特殊生理阶段,哺乳期妇女既要分泌乳汁、哺育婴儿,还需要逐步补偿妊娠、分娩的营养素损耗并促进各器官、系统功能的恢复,因此比非哺乳期妇女需要更多的营养。

与能量增加相应的是蛋白质推荐量的增加,从孕中期开始,哺乳期蛋白质增加 25 g/天。哺乳期对碘的需要增加约 1 倍,钙增加 200 mg/天,铁增加 4～9 mg/天,叶酸增加 200 μg/天;哺乳期还要特别关注维生素 A,推荐摄入量由非孕期的 700 ug 视黄醇活性当量(RAE)/天增到 1 300 μg 视黄醇活性当量(RAE)/天。

## 二、哺乳期膳食指南建议食物摄入量

为达到哺乳期膳食能量和营养素推荐摄入量,食物摄入量特别是与能量和蛋白质相关的食物摄入量都需相应增加。一般人群 1 800 kcal/天能量为基础,以能量和蛋白质需要增加的数量进行调整,谷物增加约 50 g/天,鱼蛋禽畜增加约 100 g/天,奶类增加约 200 g/天。

## 三、哺乳期膳食指南实践应用

除能量、蛋白和钙之外,哺乳期需特别考虑富含维生素 A 的食物。在选择鱼蛋禽肉类食物时需要充分认知食物,以及哺乳期对微量营养素增加的需要,在有限的能量增加范围内,尽可能选择相应营养素密度高的食物,如富钙的奶类、富碘的海产品、富铁和维生素 A 的动物肝脏等。

鉴于此,哺乳期妇女膳食指南在一般人群膳食指南基础上增加以下五条内容。

(一) 增加富含优质蛋白质及维生素 A 的动物性食物,选用碘盐

1. 哺乳期膳食指南提出"适量增加奶、鱼、禽、蛋、瘦肉的摄入"

为满足对哺乳期铁的需要,在选择动物性食物时,需用以红肉或动物肝脏替代部分鱼蛋和禽肉。动物内脏特别是肝脏,富含维生素 A 和铁,如果用适量内脏替代动物肉类,可以获得所需要的活性维生素 A(视黄醇)和铁。活性维生素 A 仅来源于动物肝脏、全脂牛奶和蛋黄。膳食中长期缺乏动物肝脏的哺乳期妇女,需考虑服用维生素 A 补充剂,以保证母乳中的维生素 A 达到一定水平,这对新生儿的免疫功能发育非常重要。

2. 其他特别关注的营养素

为保证乳汁中碘、长链多不饱和脂肪酸[如二十二碳六烯酸(docosahexaenoicacid,DHA)]和维生素 A 的含量,乳母应选用含碘盐烹调食物,适当摄入海带、紫菜、鱼、贝类等富含碘或 DHA 的海产品,适量增加富含维生素 A 的动物性食物,如动物肝脏、蛋黄等的摄入。具体推荐如下:

（1）每天比孕前增加 80～100 g 的鱼、禽、蛋、瘦肉（每天总量为 220 g），必要时可部分用大豆及其制品替代；

（2）每天比孕前增饮 200 mL 的牛奶，使饮奶总量达到每日 400～500 mL。以满足其对钙的需要；

（3）每周吃 1～2 次动物肝脏（总量达 85 g 猪肝，或总量 40 g 鸡肝）。

（4）至少每周摄入 1 次海鱼、海带、紫菜、贝类等海产品。

（二）产褥期食物多样不过量，重视整个哺乳期营养

乳母的膳食营养状况是影响乳汁质与量的重要因素，保证哺乳期营养充足均衡非常必要。产褥期"坐月子"是中国的传统习俗，期间饮食常被过分地重视，往往过量摄入动物性食物，以致能量和宏量营养素摄入过剩；或习惯诸多的忌口，不吃或少吃蔬菜和水果，以致微量营养素摄入不足或缺乏。"满月"之后即刻恢复一般饮食，也会影响到母乳喂养的持续。应纠正这种饮食误区，做到产褥期食物多样但不过量，重视整个哺乳阶段的营养，以保证乳汁的质与量，为持续进行母乳喂养提供保障。

（1）产褥期膳食应是由多样化食物构成的平衡膳食，无特殊食物禁忌。

（2）产褥期每天应吃肉、禽、鱼、蛋、奶等动物性食品，但不应过量。吃各种各样蔬菜水果，保证每天摄入蔬菜 500 g。

（3）同时要保证整个哺乳期的营养充足和均衡以持续进行母乳喂养。

**（三）愉悦心情，充足睡眠，促进乳汁分泌**

乳汁分泌包括泌乳和排乳两个环节，分别受催乳素和催产素调控。乳母的情绪、心理及精神状态可直接兴奋或抑制大脑皮质来刺激或抑制催乳素及催产素的释放，从而影响乳汁分泌。因此，应关注产妇心理变化，及时消除不良情绪，帮助乳母树立信心，保持愉悦心情，以确保母乳喂养的成功。乳母应生活规律，每天保证 8 小时以上睡眠时间。此外，食物宜采用煮或煨的烹调方法，鼓励乳母多饮汤水，以增加乳汁分泌量。乳母每天需水量应比一般人增加 500～1 000 mL，每餐应保证有带汤水的食物。建议：

（1）愉悦心情，树立信心。家人应充分关心乳母，经常与乳母沟通，帮助其调整心态，舒缓压力，愉悦心情，树立母乳喂养的自信心。

（2）尽早、频繁吸乳。早产儿由于出生后即被送入NICU 导致母婴分离，鼓励早产儿母亲尽早吸乳非常重要。

（3）在早期规律频繁吸乳的条件下合理营养，多喝汤水。营养是泌乳的基础，而食物多样化是充足营养的基础。除营养素外，乳母每天摄水量与乳汁分泌量也密切相关，所以乳母每天应多喝水，还要多吃流质的食物如鸡汤、鲜鱼汤、猪蹄汤、排骨汤、菜汤、豆腐汤等，每餐都应保证有带汤水的食物。

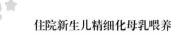

(4) 生活规律,保证睡眠。尽量做到生活有规律,每天保证 8 小时以上睡眠时间,避免过度疲劳。

(四) 坚持哺乳,适度运动,逐步恢复适宜体重

孕期体重过度增加及产后体重滞留,是女性肥胖发生的重要原因之一。因此,乳母除注意合理膳食外,还应适当运动和做产后健身操,这样可促使产妇机体复原,逐步恢复适宜体重,且有利于预防远期糖尿病、心血管疾病、乳腺癌等慢性非传染性疾病的发生。建议:

(1) 产后 2 天开始做产褥期保健操;

(2) 产后 6 周开始规律有氧运动如散步、慢跑等;

(3) 有氧运动从每天 15 分钟逐渐增加至每天 45 分钟,每周坚持 4～5 次。

产褥期的运动方式可采用产褥期保健操。产褥期保健操应根据产妇的分娩情况和身体状况循序渐进地进行。自然分娩产妇一般在产后第 2 天就可以开始,每 1～2 天增加 1 节,每节做 8～16 次。6 周后可以开始进行有氧运动,如散步、慢跑等。一般从每天 15 分钟逐渐增加至每天 45 分钟,每周坚持 4～5 次,形成规律。对于剖宫产的产妇,应根据自己的身体状况如贫血和伤口恢复情况,缓慢增加有氧运动及力量训练。

(五) 忌烟酒,避免浓茶和咖啡

烟草中的尼古丁可进入乳汁,且吸烟可通过抑制催产素和催乳素进而减少乳汁的分泌。尽管乳腺不存储酒精,但乳汁中的酒精含量与母亲血液酒精含量呈正相关。

研究证明,母亲饮酒后 3～4 小时,其泌乳量可减少约 20％。除了降低泌乳量外,饮酒还可改变乳汁的气味,进而减少婴儿对乳汁的摄取。母亲饮酒对婴儿睡眠亦有影响,国外有报道,母亲饮酒后 3.5 小时,婴儿睡眠时间显著减少。在一项前瞻性的队列研究中,研究者发现母亲饮酒可对婴儿粗大运动发育产生不利影响。浓茶和咖啡中含有较多的咖啡因,研究显示乳母摄入过量咖啡因可引起婴儿烦躁及影响婴儿睡眠质量,长期摄入可影响婴儿神经系统发育。因此,哺乳期间,母亲应忌烟酒,避免饮用浓茶和咖啡。

## 第十节　出院后的新生儿母乳喂养

许多家庭对新生儿重症监护室的经历感到不知所措,虽然他们渴望把孩子带回家,但是当那一天终于到来时,他们可能会感到忧虑和毫无准备,其中尤为重要的是父母对母乳喂养方面的知识的缺乏。所以,住院期间的母乳喂养知识教育以及循序渐进地告知父母出院时需要做的准备工作,可以让父母减轻焦虑,顺利过渡到出院回家。

### 一、父亲在家庭母乳喂养中的重要性

在回家后的前几天,爸爸的角色是非常特殊和独特

的。告知爸爸要尽量去营造出一个舒适安静的环境,便于妈妈和孩子可以练习母乳喂养,不用担心被打扰。尽管前几天,妈妈会全身心投入新生儿护理哺喂之中,但是也有很多方法可以建立新生儿与爸爸的纽带:通过在胸前抱住新生儿进行皮肤接触,在洗澡时逗宝宝开心或只是坐在妈妈旁边,享受母乳喂养带来的特殊时刻。爸爸还可帮助换尿布等。每个新生宝宝都是独特的,需要父母共同努力适应和宝宝一起的生活。如果有任何疑问,可以联系医院专业的母乳咨询护士进行解答。

## 二、医疗团队在家庭母乳喂养中的作用

在从 NICU 出院之前,医护团队应该为家庭提供个性化的喂养计划。应考虑新生儿的孕龄、体重、喂养耐力和母乳供应等方面内容的评估。

护士应向父母解释许多早产儿出院时的喂养计划,包括交替母乳喂养和奶瓶喂养,要告知在出院后喂母乳时如何使用母乳强化剂,告知可用的强化类型,并告知强化的风险和益处。告知父母在未事先与医护人员沟通的情况下,勿随意停止喂养早产儿的任何添加剂。如果母亲在母乳喂养期间使用乳头保护罩或补充辅助喂奶系统,应该进行密切的门诊随访以监测体重增加情况。父母应在早产儿出院前接受早产儿喂养和使用替代装置相关的知识宣教。

## 三、母亲在家庭母乳喂养中的作用

许多早产儿的母亲在早产儿出院后对如何进行母乳喂养会感到有些紧张。为了帮助母亲实现这一过渡，建议妈妈在宝宝住院的最后一周内尽可能多地待在新生儿重症监护病房加强学习。母乳喂养先从皮肤接触开始，当早产儿准备开始母乳喂养训练时，可先清空乳房。早产儿在做袋鼠式护理时，如果显示出对哺乳感兴趣的迹象，可以让他/她贴附在乳房上进行非营养性吸吮。如果早产儿能够经口喂养，就可以开始乳房喂养了。因为早产儿必须学习如何协调吮吸和吞咽的节奏，把乳汁从乳房中吸出，所以要真正地能够完成乳房喂养可能需要一些时间，告知父母对早产儿保持耐心。大多数早产儿到出院后1～2周才准备完全母乳喂养。

亲母乳房喂养对早产儿来说是一项重要的发育过程。因为早产儿在母亲怀抱里会放松，所以在完全吃完之前可能会睡着。告知父母不要放弃，随着时间的推移，早产儿会像从奶瓶喝奶一样在乳房上多喝母乳。

## 四、泵奶和母乳喂养

大多数妈妈认为，一旦新生儿开始在乳房喂养，就可以停止泵奶了。但早产儿可能吸吮力不足，无法清空母亲的乳房，所以在早产儿出院后继续泵奶是非常重要的，以确保喂奶后妈妈的乳房是空的，这可使母亲继续产生足够的乳汁,太快停止泵乳可能导致泌乳不足。在停止泵乳之前,应确保早产儿在哺乳时能获得足够的乳汁并且体重逐渐增加。在家中的第一周,除母乳喂养外,每天可能会泵 6～7 次。如果早产儿在第一周体重增加,可咨询哺乳顾问,以帮助父母以对母亲和早产儿有效的方式逐渐减少泵奶。

有些妈妈选择继续泵出母乳用奶瓶喂养。当奶瓶喂养母乳时,由于奶的储存和加热,会有一些营养素损失。如果母亲选择泵奶用奶瓶喂养,需要在新生儿喂奶时间前 30 分钟安排泵奶,这样就可以每天多次喂养新鲜母乳,而在其他时间喂养时,可以给新生儿喂最早的冷冻母乳。

## 五、如何判断新生儿是否得到足够的乳汁

告知父母有以下迹象时,表明新生儿在亲母乳房喂养时摄取足够的乳汁:

每 2～3 小时自行醒来 1 次。吮吸并停留在乳房上吸吮和吞咽超过 10 分钟,然后才入睡。新生儿以节奏良好的模式吸吮和吞咽,在停顿 5～10 秒之前进行 8～10 次吮吸和吞咽。可以听到吞咽声。母乳喂养期间和之后乳房会变软。新生儿每天有 6～8 个湿尿布和几个脏尿布。新生儿每周体重增加,并且生长良好。

告知父母如果新生儿没有自己醒来喝奶、吮吸力弱或者在哺乳仅仅 5 分钟后入睡,则很可能他或她在母乳

喂养期间没有喝到足够的乳汁并需要增加强化剂。如果早产儿喂养不好,务必及时与医生联系咨询或及时就医。

## 六、促进早产儿出院后成功建立母乳喂养的措施

### (一)鼓励早产儿住院期间纯母乳喂养

早产儿纠正年龄足月时身材较小,体脂百分比较高,瘦体重(非脂肪体重)减少,而瘦体重的获得与儿童长期生长发育密切相关,医院内积极的营养策略有助于改善早产儿出院时的营养状态及营养规划。Oribe 等研究表明,出院时是否纯母乳喂养能预测后续母乳喂养情况,与母乳喂养持续时间密切相关。因此,成功建立早产儿出院后母乳喂养的一个关键策略是鼓励早产儿住院期间纯母乳喂养。有关此方面的临床实践在部分发达国家NICU 已形成系列项目,2009 年 WHO 颁布《爱婴医院倡议书》,2013 年发布《将爱婴医院倡议的成功母乳喂养十步法扩大至 NICU:专家组建议》,我国亦在 2016 年发表《新生儿重症监护病房推行早产儿母乳喂养的建议》。培养具备泌乳及母乳喂养专业知识的医务人员、成立多学科合作(包括父母)的母乳喂养小组、将母乳喂养纳入产前宣教、制订母乳喂养书面宣教资料、指导母亲产后尽早泌乳、协助母亲使用医用电动吸乳器、鼓励母亲坚持记录吸乳日志、提倡袋鼠式护理、出院前指导母亲对早产儿进行直接哺乳等均有利于促进泌乳启动和维持,提高早产儿母乳喂养率。

（二）鼓励早产儿出院后直接哺乳

母乳喂养行为是生理、心理的复杂的动态化过程，哺乳行为对早产儿大脑产生的刺激信息远不止摄取营养物质，哺乳过程中母婴交流对早产儿听觉、视觉、嗅觉、味觉、触觉等方面的发育均有积极影响。近期一项纵向研究结果显示，使用吸奶器代替直接哺乳可能影响母乳喂养持续时间，建议母亲在没有无法克服的客观原因情况下尽可能直接哺乳，保证早产儿最大程度获得母乳喂养的益处。此外，夜间直接哺乳可使催乳素分泌达到高峰，有效吸吮刺激更有助于维持泌乳。正确的含乳姿势也是保证泌乳及哺乳的重要因素，可采取交叉摇篮式、橄榄球式或侧卧式。出院早期部分早产儿可能因吸吮力弱、觉醒时间短等造成直接哺乳困难，此过渡期母亲仍需坚持吸乳、有效排空乳房，维持充足的泌乳量。舌系带过短的早产儿如果存在哺乳问题可考虑手术治疗，舌系带切开术后，含乳和乳头疼痛的情况可明显改善。

（三）重视早产儿家庭宣教

各医疗机构应当根据自身特点开展多种形式的早产儿家庭教育，保证宣教质量尤为重要。出院前新生儿科医务人员应对家属进行培训，告知父母出院后喂养策略，务必让父母了解坚持母乳喂养对早产儿健康的重要性，树立"每一位母亲都能分泌足量母乳"的观念，使母亲建立母乳喂养的动机和信心；学会早产儿喂养与护理相关知识；能够观察早产儿生命体征，吃奶时吸吮、吞咽和呼吸功能是否协调；预防和处理喂养过程中的不良事件等。同时需强调定期随访的重要意义，增加随访依从性。

## 七、个体化早产儿出院后母乳喂养方案

（一）早产儿出院后母乳喂养方案

早产儿出院前应由新生儿科医生进行营养风险程度评估，并按高危、中危、低危及母乳是否充足采取个体化喂养方案，作为出院后个体化营养指导的基础。首选母乳喂养，母乳不足者用补授法补充早产儿出院后专用配方奶或普通婴儿配方奶，按需喂养。具体喂养方案可参考 2016 版《早产、低出生体重儿出院后喂养建议》（图 2-9）。

（二）早产儿母乳喂养持续时间

母乳喂养与儿童早期认知和行为发育相关，6 个月或更长时间的母乳喂养与儿童 10 岁时的学业成绩成正相关，母乳喂养持续时间长者对积极信息更为敏感。母亲学历、职业、家庭支持、哺乳期宣教、泌乳辅助设备的使用、重返工作的时间及时间管理的困难性均可能影响早产儿母乳喂养持续时间。WHO 建议中等收入国家足月儿和低出生体重儿至少纯母乳喂养 6 个月，持续母乳喂养至 2 岁以上。美国儿科学会推荐早产儿 3 岁以内使用校正年龄，在遵循母乳喂养过程中应进行个体化评估，并适时干预，避免生长迟缓和其他不良后果。

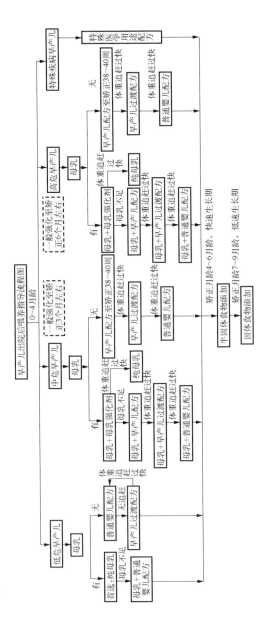

**图 2-9 早产儿出院后喂养指导流程图**

注：此处母乳包括亲母母乳、捐赠母乳。原则是亲母母乳量不足用捐赠母乳补足。

### (三) 早产儿出院后母乳喂养的营养强化

因早产儿摄入量的限制及人乳中蛋白质和主要营养素含量随泌乳时间延长而逐渐减少,早产儿难以达到理想的生长状态,特别是极(超)低出生体重儿。对于胎龄<34 周、出生体重<2 000 g 的早产儿,采用母乳强化剂加入早产母乳或捐赠人乳可增加人乳中蛋白质、能量、矿物质和维生素含量,确保其营养需求。研究表明,低出生体重儿出院后强化母乳喂养较单纯母乳喂养能更快弥补医院内营养不足,体重、身长和出生后 1 年内头围增长更快,4 月龄和 6 月龄的视觉发育更好,而且强化营养并未影响母乳喂养的实施。目前强化母乳持续时间尚无统一标准。胃肠、肝病及营养学会建议出院时有生长迟缓的早产儿母乳喂养需添加母乳强化剂至校正胎龄足月,或根据生长情况持续至校正胎龄 52 周。我国 2016 年《早产、低出生体重儿出院后喂养建议》指出强化营养时间应遵循个体化差异,应根据生长发育情况及血生化决定。高危、并发症较多和宫外发育迟缓早产儿可强化至校正年龄 6 个月左右,个别可至 1 岁。中危、生长速率满意者强化营养至校正年龄 3 个月左右。低危早产儿一般无须强化,但若监测生长缓慢或血生化异常(体重增长<25 g/天,血清碱性磷酸酶升高,血磷降低),可考虑使用母乳强化剂,直至生长满意和血生化正常。监测各项生长指标具有指导意义,达到追赶目标可提前终止强化营养。在准备停止强化喂养时,应逐渐降低能量密度,密

切监测生长情况及血生化指标,以保持生长速率正常。值得注意的是,单纯母乳喂养并不能满足早产儿生长发育所需的维生素、矿物质和微量元素,应通过强化营养、食物添加和口服补充制剂等方式保证早产儿出院后摄入充足的维生素 D、维生素 A、钙、磷、铁等营养素。

## 八、小于胎龄早产儿出院后的母乳喂养

小于胎龄儿生长轨迹不同于适于胎龄儿,具有加速追赶生长的特征,更需权衡利弊,把握好追赶生长的"时机"和"程度",母乳喂养是其最佳的营养方式。胎龄>34周的晚期早产儿优先母乳喂养,适当补充铁和其他微量元素,不宜追求过快的体重增加。胎龄<34 周、出生体重<2 000 g 的小于胎龄早产儿出院后可能仍需采用强化母乳喂养促进体格生长,各项生长指标达到第十百分位以上即可停止强化。合理的追赶生长主要体现在线性增长及瘦体重的增加上,存在严重宫内生长受限的早产儿,其生后追赶生长的能力亦较弱。大多数小于胎龄早产儿在生后 2 年内实现追赶生长,此期间未完成追赶生长可能预示后期生长低下。对于此类小于胎龄早产儿,若线性生长速率与标准生长曲线平行,在达到推荐营养强化终点时,即使未到校正月龄的追赶目标,亦可停止强化。

早产儿出院后成功母乳喂养的基础是采取积极的医院内营养策略,鼓励医院内实现纯母乳喂养及个体化营

养方案。母乳喂养行为是动态复杂的生理和心理过程，亲母母乳喂养是早产儿最佳的营养方式。出院前应对早产儿进行营养风险评估，制订出院后个体化母乳喂养方案，包括强化营养的阶段性、个体化管理，补充维生素AD、铁剂及矿物质，定期随访，评估母乳喂养的有效性，密切监测生长发育及营养代谢水平，适时调整营养结构。因此，早产儿综合管理中应巩固和促进出院后早产儿母乳喂养，使其实现适宜的追赶生长，保证良好的神经发育结局，预防成年期代谢性疾病，全面提升早产儿近远期生存质量。

## 第十一节　母乳喂养辅助工具

### 一、概述

母乳喂养在实际操作过程中存在诸多困难，正确选择并合理使用哺乳辅助工具有助于实现特殊情况下早产儿的母乳喂养。早产儿完全直接哺乳前、无法有效哺乳或吸吮效果差时，使用医院级双侧电动吸乳器将有利于泌乳及达到足量摄乳。乳头扁平、凹陷的母亲或存在含接问题者，乳头护罩可作为一种短期使用的哺乳辅助设备，以提高哺乳过程中的吸吮效率。乳旁加奶装置如辅助哺喂系统既能实现体重增长欠佳早产儿直接哺乳，又能补充额外强化营养,还有助于母乳不足、需重新启动泌乳的母亲增加和维持泌乳。下面就介绍吸乳器、乳头护罩和其他母乳相关辅助工具的使用情况。

## 二、吸乳器

随着现代社会生活方式的变化,妈妈们会在不同情况下选择使用吸乳器(表 2 - 4)。

表 2 - 4 乳汁收集技术的适用情境

| 母 亲 的 需 要 | 新生儿的需要 |
| --- | --- |
| 产后促进泌乳启动 | 新生儿住院或无法直接哺乳时吸乳喂养 |
| 母婴分离条件下启动建立和维持泌乳 | 早产儿住院或无法有效哺乳时,吸乳哺喂以保证摄入量 |
| 哺乳期任何时候泌乳不足时增加泌乳量 | |
| 预防或缓解乳胀或乳腺炎等乳汁瘀积的情况 | 晚期早产儿或出院早产儿吸吮有效性差时,吸乳以排空乳房 |
| 乳头凹陷等影响早产儿有效吸吮时 | |
| 外出、上班时吸乳 | |
| 母亲住院或哺乳期使用禁止哺乳的药物时 | |
| 妈妈选择吸乳瓶方式进行喂养 | |
| 为母乳库捐献母乳 | |

引自: Becker GE，Smith HA，Cooney F. Methods of milk expression for lactating women. Cochrane Database of Systematic Reviews 2016，9，CD001670.

美国 85％ 的健康新生儿母亲在产后 4 个月需要挤奶，其中绝大多数人使用吸乳器，这还不包括大量早产儿、多胎或其他母亲疾病等原因吸乳的人群。这些人通常会向医护人员或泌乳顾问咨询关于吸乳器的选择和使用方法。但由于市场上的吸乳器种类和作用方式不同，仅根据个人经验，难以给出基于循证医学的个体化建议。因此，需要先了解吸乳器的工作原理和不同类型吸乳器的差异。

（一）吸乳器的工作原理

不管是为了满足偶尔的吸乳需要，还是完全依赖吸乳器的情况，吸乳器的基本原则都是在吸乳过程中代替婴儿的吸吮作用，模仿婴儿刺激乳腺，促使大脑垂体释放催产素和催乳素，引发喷乳反射并吸出乳汁。因此我们首先要了解婴儿吸吮的原理。

婴儿吸吮的独特模式和意义，远不止于为了获得乳汁。健康足月儿在哺乳时结合使用负压作用和挤压的作用：吸吮时用口腔负压拉长乳头并吸出乳汁，舌挤压时能够压迫乳导管使乳汁停止流出，这样能安全地吞咽乳汁，然后重新打开气道呼吸。这与之前认为足月儿通过挤压作用获得乳汁的观点是相反的。

（二）手挤与吸乳器的差别

手挤是通过正压（挤压）乳导管挤出乳汁，吸乳器利用负压帮助乳汁流出的作用，正是婴儿吸吮时"负压"与"挤压"的区别。虽然手挤一直被认为是婴儿无法有效吸吮时的一种推荐替代方法,但关于手挤与吸乳器效果比较的高质量研究较少。由于研究包括发达国家和发展中国家,需要排乳的原因也各不相同,既包括只吸乳一次,也有早产母亲等需要完全依赖吸乳器持续吸乳数周至数月,结果异质性高,认为"最合适的排乳方式应当取决于产后时间、吸乳目标和个人需求"。有不多的几篇对照研究显示了电动吸乳器比手挤更能够高效地吸出乳汁。2015 年 Lussier 的一篇随机研究,比较了极低出生体重儿母亲通过纯手挤($n=12$)与医院级电动吸乳器($n=14$)在产后前 7 天的泌乳量情况,结果显示纯手挤组产后一周的泌乳总量显著低于电动吸乳器(456 mL vs. 1 317 mL)。虽然手挤母亲在 7 天后转用电动吸乳器,但在产后 8～28 天的中位泌乳量仍然较低。因此,对于极低出生体重儿的母亲来说,由于母婴分离需要长期用吸乳器来替代一个健康哺乳的婴儿,此时不建议纯靠手挤来进行乳汁收集。

(三)吸乳器的类型

目前市场上的吸乳器品牌林立、种类繁多,总体来说可以分为手动吸乳器、电池驱动吸乳器、小型单侧电动、双侧电动和医院级吸乳器。吸乳器按动力来源分为手动吸乳器和电动吸乳器。

1. 手动吸乳器

根据负压产生原理可大致分为橡皮球式抽气筒式和按压手柄式。早期的橡皮球式吸乳器存在吸力不易掌控、乳汁容易污染等问题，因此不再推荐使用，现在只在网络上偶有销售。按压手柄式吸乳器是目前应用较多的手动吸乳器，通过对手柄的反复按压和释放来产生负压。这类吸乳器主要适用于直接哺乳，但也可在偶尔需要吸或在没有电源的环境中使用。这类吸乳器价格便宜、轻巧便携、方便单手操作。但对于手部或臂部损伤的人，例如关节炎或腕管综合征等，使用会有困难。另外，频繁或长期使用手动吸乳器时，对手腕关节造成较大负担，也不适用于早产儿母亲等需要长期吸乳的人群(图2-10)。

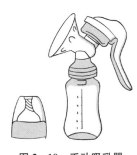

**图 2-10　手动吸乳器**

2. 电动吸乳器

如按供电来源可简单分为电池或电源供电的吸乳器；根据是否能自动形成"吸—放—停"负压循环分为自动吸乳器和半自动吸乳器；根据能否双边同时吸乳分为单侧吸乳或双侧吸乳器；还可以根据用途来区分个人用和医院级电动吸乳器两类。按使用适应证，分为小型单侧电动(电源或电池驱动，自动或半自动)、大型个人双侧电动吸乳器(电动自动吸乳器)和医院级多人用吸乳器(电动自动吸乳器)三类。电池驱动吸乳器通常小巧便宜，但电池寿命短，电量不足时吸乳频率会减慢，吸乳效率降低，容易增加乳头疼痛损伤的风险，而且通常噪声大，不是需要长期频繁吸乳妈妈的理想选择。早产儿或职场妈妈需要长期频繁吸乳时,大型个人双侧吸乳器和医院级吸乳器是最佳选择(图2-11)。

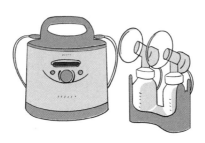

**图2-11 电动吸乳器**

(四)影响吸乳器吸乳效率的影响因素

综合相关研究认为,影响吸乳量的因素包括吸乳负压、吸乳频率、吸乳护罩的类型尺寸、双侧或单侧吸乳、每天/每周吸乳次数、产后早吸乳时间、舒适性等。

1. 吸乳负压

吸乳器的负压不能越大越好,负压过大可能增加乳头疼痛和损伤的风险,同时也可能抑制喷乳反射的引发。同时研究也显示,吸乳器的负压设定会影响完成50%、80%总吸奶量所需的时间,还会影响吸乳时的乳房排空度,因此为了确保吸乳效率和维持泌乳,使用时应当指导产妇在乳汁流出后调节至"最大舒适负压(maximum comfort vacuum,MCV)",即在使用电动吸乳器吸乳时,逐渐增加负压至感觉略有不适再回调一格,这是使用者的最大舒适负压。这是保障吸乳效率、舒适性和乳房排空度的重要因素,是维持泌乳的关键之一。吸乳器的负

压应当接近于婴儿的口腔负压水平,Geddes 等报告多数
足月儿的口腔负压水平范围在－163～－56 mmHg,最
大负压为－220 mmHg。吸乳器的负压水平通常设置
在－250～－50 mmHg。

2. 吸乳频率

市场上的自动吸乳器的吸乳频率通常在 20～60 c/min
(循环/分钟),有研究认为,吸乳时负压持续时间超过 2 秒
(吸乳频率＜30 c/min),容易造成乳头损伤。在吸乳频
率固定的吸乳器中,设定负压较低时,"停"的阶段时间较
长,相反负压设定高时,"停"的时间短,这样可导致吸乳
效果有所差异。因此应当考虑将吸乳器设定为"负压与
频率一键调节功能",即负压低时吸乳频率快,负压高时
频率慢,以保证吸乳的效率和舒适性。

西澳洲大学 Hartmann 研究团队针对婴儿吸吮进行
研究,婴儿在不同的乳汁流速下能够改变吸吮节奏和负
压,即我们通常说的非营养性吸吮和营养性吸吮。使用
吸乳器时,吸乳器的负压只是一个必要但不充分条件,决
定吸乳效果的关键是刺激引发喷乳反射,吸乳器在喷乳反
射发生前能够吸出的乳汁很少。喷乳反射(milk ejection
reflux, MER)是一种条件反射,婴儿或吸乳器对乳头的
刺激,导致神经垂体释放催产素,催产素与乳腺肌上皮细
胞对应受体结合,引发腺泡收缩,将乳汁挤压到乳导管
中,再从乳头开口处流出,所以越快引发喷乳反射,吸乳
效率就越高。有研究提出,婴儿的吸吮能够最快刺激母

亲产生喷乳反射,引发时间约为 60 秒。而模仿早产儿吸吮而开发的"双韵律吸乳模式",即刺激阶段>100 c/分钟的引发时间约为 90 秒,能更快刺激喷乳反射,在更短时间吸出更多的乳汁。

3. 双侧吸乳与单侧吸乳

所有的中大型电动吸乳器都能够双侧同时吸乳,双侧吸乳可以升高血清催乳素水平,这与双侧同时哺乳(如双胎等)结果类似。研究发现,单侧吸乳时第一侧吸乳效率高,可在 10 分钟完成 90%,而第二侧吸出 90% 所需时间显著延长,作者认为这可能是由于吸乳 15 分钟后乳房对血液中的催产素反应性降低有关。因此,使用双侧吸乳不仅仅节约吸乳时间,提高吸乳量,而且能够保证两侧乳房都得到有效排空,降低两侧泌乳量不均的风险。因此,如果出现母婴分离、妈妈上班或者其他主要依赖吸乳器喂养的情况下,为了帮助妈妈建立和维持乳汁分泌,建议妈妈使用双侧吸乳器吸乳。

4. 吸乳模式

(1) 双韵律吸乳模式。双韵律(2 - phase)吸乳模式,即乳汁流出前采用"刺激泌乳"模式,每分钟频率 > 100 c/min 快速吸乳,以更快引发喷乳反射,然后进入"吸乳"模式,每分钟 60 个循环左右的频率吸乳,在更短时间吸出更多乳量。目前很多吸乳器厂商都尝试不同吸乳频率以期更快刺激喷乳反射,但较少能超过 100 c/min 刺激模式。

（2）泌乳启动模式（initiation pattern）。美国拉什大学医学中心 Paula Meier 研究团队提出，产后最初 2～3 天的泌乳启动期间，早产儿吸吮比较不规则（间歇性快速吸吮，吸吮间隔存在长停顿），这是因为产后初期泌乳建立阶段，早产儿只能从乳房上获取少量乳汁。研究者认为，这种独特吸吮模式可能是奠定充足泌乳量的关键性"第一步"，因此研发出一种新的吸乳模式——"泌乳启动程序"，专门用于产后最初数天母婴分离或吸吮有效性差的早产儿母亲开奶使用。随机对照研究显示，在产后最初 3～4 天，两组使用不同吸乳程序，此时吸乳量没有显著差异，但在产后 3～4 天后两组开始大量泌乳后，在使用同一的吸乳程序时，两组的泌乳量出现显著差异，证实产后最初 3～4 天"泌乳启动程序"能对乳腺泌乳启动有程序化发育影响，因此提高产后两周的每天泌乳量和吸乳总量，对于早产儿等母婴分离的母亲来说，能帮助其建立和维持泌乳。

5. 吸乳护罩尺寸

哺乳期母亲的乳头大小不一，选择合适大小的吸乳护罩非常重要。如果吸乳护罩偏小，可能由于乳头不能自由伸缩或护罩周围压迫乳导管使乳汁无法有效流出，从而影响吸乳效率或造成乳头疼痛、水泡、损伤出血等情况。而如果吸乳护罩太大时，吸乳负压被用于拉动乳头乳晕反复伸缩，也难以有效吸出乳汁。选择合适尺寸的吸乳护罩时，可在吸乳前测量乳头基部的直径，根据测量结果选择对应尺寸的吸乳护罩,并通过吸乳来测试尺寸是否合适。

### 6.吸乳器使用技巧和相关研究

如何有效保障早产母亲的泌乳启动和维持,研究者汇总了相关文献的研究结果(表 2-5),研究涉及吸乳时间挤奶方法比较(如手挤、吸乳器吸乳、按摩、多种方法配合袋鼠式护理、音乐等方法)。从这些研究中,我们可以了解到,为早产母亲提供母乳喂养和吸乳方法等的宣教、尽快开始挤奶或吸乳、提供私密友善的吸乳环境、鼓励母婴皮肤接触袋鼠式护理、为早产母亲提供心理支持等都有助于早产母亲的泌乳启动和维持。

表 2-5 优化早产母亲泌乳的相关研究汇总

| 措 施 | 结 果 |
| --- | --- |
| 手挤 | 产后 6 天手挤乳量(323 mL±199 mL,$n=19$)低于电动吸乳器(578 mL±228 mL,$n=22$)或脚踏式吸乳器(463 mL±302 mL,$n=24$)<br>VLBW 母亲纯手挤乳($n=12$)与医院级电动吸乳器($n=14$)产后前 7 天的泌乳总量情况显著更低(456 mL vs. 1 317 mL)。7 天后大多数手挤组转用电动吸乳器,28 天泌乳总量仍较低<br>其他研究中,手挤与吸乳器的吸乳量没有显著差异 |
| 早吸乳 | VLBW 母亲产后 1 小时 vs. 1~6 小时开始吸乳,产后 7 天泌乳总量 1 374.7 mL vs. 608.1 mL,泌乳启动更早(80.4 小时 vs. 136.8 小时)<br>VLBW 母亲 6 小时内 vs. 6 小时后吸乳,分离产后 1 小时吸乳的亚组后,1~6 小时吸乳组与 6 小时后吸乳组无显著差异 |
| 双侧吸乳 | 双侧与单侧吸乳比较增加 18% 吸乳量(82 mL±51 mL vs. 70 mL±53 mL),双侧吸乳引发更多喷乳反射(4.4 次±1.7 次 vs. 3.4 次±1.4 次) |

（续表）

| 措 施 | 结 果 |
|---|---|
| 吸乳程序 | 使用两种吸乳程序对 VLBW 母亲产后 14 天吸乳量的影响，新型吸乳模式在产后 6 天达到健康足月哺乳母亲的奶量 |
| 吸乳+按摩 | 吸乳配合手挤增加乳汁热量 827 g/L 和脂肪含量 62.5 g/L<br>产后前 3 天每天>5 次双侧吸乳+5 次手挤，与 4 次吸乳+<2 次手挤比较，提高 8 周内的母乳量 48%（863 mL±506 mL vs. 583 mL±383 mL）<br>单侧吸乳 51.32 g；单侧吸乳+按摩 78.21 g；双侧吸乳 87.69 g；双侧+按摩 125.08 g |
| 床旁吸乳 | 母亲可以看到、触摸或者抱着早产儿时，有助于催产素的释放 |
| 吸乳时音乐 | 吸乳时播放轻音乐可增加奶量 34.70 mL/次（n=71） |

引自：Becker GE，Smith HA，Cooney F. Methods of milk expression for lactating women. Cochrane Database of Systematic Reviews 2016，9，CD001670.

### 7. 吸乳器的选择

不同的条件下所需要的吸乳器功能并不相同，可根据不同的泌乳阶段对吸乳器的依赖程度等进行选择。Paula Meier 将不同的吸乳情况分为"偶尔吸乳""部分替代""完全依赖"三类（表 2 - 6）。对于大多数时间可以直接哺乳的母亲来说，只是偶尔需要吸乳器，因此新生儿就是保障其母亲泌乳和乳房刺激的主要来源，对吸乳器的依赖性较低；而对于无法高效持续吸吮或长期母婴分离等的情况，妈妈们需要用吸乳器建立和维持泌乳，这时就需要更为高效可靠的吸乳器。

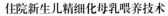

表 2-6 不同哺乳阶段、不同依赖程度的母婴的吸乳器选择方案

| 哺乳阶段 | 偶尔吸乳 | 吸乳器依赖程度 | | 完全依赖 |
| --- | --- | --- | --- | --- |
| | | 部分替代 | | |
| 泌乳建立期 | 健康足月儿直接哺乳有效吸吮,每天8~12次<br>因乳胀或为了舒适而吸乳<br>吸乳器类型:手动或小型电动吸乳器或个人用电动吸乳器 | 晚期早产儿/早期足月儿/健康足月儿,但不能保证每天8~12次(包括多胎)有效哺乳,部分时间有效哺乳的足月NICU婴儿<br>吸乳器类型:医院级电动吸乳器 | | 无法直接哺乳的NICU早产儿/病早产儿<br>母亲患疾病需分离<br>目标是吸乳奶瓶喂养的母亲<br>吸乳器类型:医院级吸乳器 |
| 泌乳维持期 | 健康新生儿直接哺乳有效吸吮,但一天中不超过12小时处于母婴分离<br>吸乳器类型:①短暂分离:手动/小型电动吸乳器;②长期分离:个人用电动吸乳器 | 晚期早产儿/早期足月儿/健康足月儿,但不能有效哺乳,乳汁摄入量不足,体重增长不佳或吸吮有效性差<br>吸乳器类型:使用医院级吸乳器<br>直到婴儿可直接哺乳>80%日摄入量;之后可用个人用吸乳器 | | 无法直接哺乳的早产儿/早产儿<br>健康婴儿超过12小时母婴分离<br>目标是吸乳的母亲<br>吸乳器类型:医院级吸乳器;返回工作岗位时为了便于携带目吸乳次数<50%可用个人用电动吸乳器 |

引自:Meier PP, Patel AL, Hoban R, et al. Which Breast Pump for Which Mother: An Evidenced-Based Approach to Individualizing Breast Pump Technology. Journal of Perinatology Official Journal of the California Perinatal Association, 2016, 36(7): 493-499.

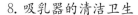

8. 吸乳器的清洁卫生

（1）首次使用及日常的清洁卫生。

购买吸乳器后，在首次吸乳前及每次吸乳后应按照吸乳器说明书进行清洁。一般来说，对接触乳房和乳汁的吸乳器部件，应在每次使用后及时清洗，用加洗涤剂的温水清洗、彻底漂洗干净、避免配件磨损、洗净后晾干即可。每次使用前应对吸乳配件进行一次消毒处理，吸乳配件的消毒灭菌可以通过水煮、灭菌锅、微波炉消毒袋或高温消毒程序的洗碗机中。避免用反复使用的毛巾擦干，避免使用刺激性化学试剂或大力摩擦配件，因为磨损处容易导致细菌/真菌滋生。吸乳完成后拆下吸乳护罩等配件及时清洗的同时，让导管继续连着马达空吸一段时间，以控干导管的水汽。也可以在拆下的导管中注入酒精去除水汽并降低污染风险。导管可水煮消毒，但可能导致导管浑浊，储奶瓶应当倒置控干。

（2）多人用吸乳器的清洁卫生。

多人用吸乳器每次使用前，应使用消毒液/湿巾擦拭吸乳器表面。每个使用者应使用独立的预消毒吸乳配件，可以是一次性或有限次使用的配件，也可是可清洗的反复使用配件，每次使用后应当彻底拆开配件并按吸乳器使用说明书仔细清洗。

所有的个人用吸乳器都不应多人使用，使用二手个人用吸乳器可能存在几个问题。首先，多人使用过程可能无法有效保障清洁灭菌，增加潜在感染性疾病传播的可能,从而增加母婴健康风险;其次,个人用吸乳器存在使用寿命,购买或使用他人的二手吸乳器可能难以满足高效吸乳所需的负压和频率要求,增加了母亲泌乳不足的风险;最后,使用二手吸乳器可能违反生产商的质保条例,在出现问题时难以获得及时有效的质保服务。

## 三、乳头护罩

乳头护罩也叫乳头贴或乳盾,通常用于扁平凹陷的乳头,帮助早产儿含接,或在乳头疼痛损伤时保护乳头,帮助母亲坚持直接哺乳,也有将乳头护罩用于早产儿的辅助工具维持含接。

正确使用超薄硅胶乳头护罩,能帮助哺乳妈妈解决含接问题和乳头疼痛、乳头异常等问题,避免过早放弃母乳喂养,因此肯定了乳头护罩的正面作用。Eglash 等人报告,在专业人士中推荐使用乳头护罩的情况相当广泛。在他们对 490 名专业人士进行的调查中,绝大多数医护人员会推荐小于 35 周的早产儿直接哺乳时使用乳头护罩促进和维持含接。乳头护罩还被用于帮助早产儿的维持含接、早产儿有口腔异常问题、有上呼吸道结构或功能异常者。因此可见,对于这些如果可能无法直接哺乳的早产儿来说,正确地使用乳头护罩并由专业人士进行指导和评估,有助于促进其顺利地母乳喂养(图 2-12)。

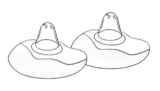

**图 2-12　乳头护罩**

吸吮时的口腔负压和协调性的成熟度,是成功哺乳的重要条件,决定了在吸吮—吞咽—呼吸过程中的暂停阶段的长短。对于早产儿来说,难以长时间维持拉长乳头并维持其"奶嘴"形状所需的口腔基线负压,因此无法维持有效的含接和吸吮。此时可以使用超薄乳头护罩,能够补偿早产儿相对较弱的口腔负压,使早产儿在较低口腔负压条件下更好地吸出乳汁。乳头护罩可作为早产儿及早期足月儿短期使用的哺乳辅助设备,提高早产儿在哺乳过程中吸吮效率以获得预期的摄入量,直到其吸吮能力随着年龄和经验增加而提高。

乳头护罩的选择和使用指导:

• 医护人员应当评估和指导母乳喂养,不应将乳头护罩作为一线解决方案。

• 使用时确保母亲了解乳头护罩的利弊以及正确操作方法。

• 佩戴时先将乳头护罩部分翻转,乳头置于管道中央,撑开护罩两翼,让乳头深入到管道内。

• 可用温水、乳汁湿润护罩边缘,以改善贴合效果。

• 在乳头护罩外侧滴几滴乳汁,有助于鼓励早产儿含接。

• 确保早产儿张大嘴巴,含住乳头护罩的基部,而非只含住乳头护罩的奶嘴部分。

• 哺乳后检查乳房排空情况,是否存在乳汁瘀积等问题。

• 乳头护罩用完后应当用加洗涤剂的温水清洗并漂洗干净。

• 有些妈妈可能需要不止一个护罩。

• 每3天测量早产儿体重,直到母亲泌乳量稳定或早产儿体重增长理想。

## 四、针对扁平或内陷乳头的设备

一些临床医师建议使用倒置的注射器来矫正母亲的扁平或内陷乳头。这种技术在母亲产前和哺乳前都可以使用。在产前阶段,母亲需要与她的主要照护者一起检查以判断在怀孕期间进行这样的乳头刺激是否安全。对某些女性来说,产前的乳头刺激可能会引起早产。当用注射器牵引乳头的时候,针筒的直径最好比乳头的直径稍微大一点。通常选用10～20 mL的注射器。在切断了注射器的尖端后,我们需要把活塞换一个方向,再把平整光滑的那一面罩在乳头上。然后,母亲轻轻拉动活塞把乳头吸进注射器(图2-13)。确保母亲不要把切断的一端放在自己的乳房上以防锋利的边缘划伤皮肤。还有很重要的一点,要确保是母亲自己拉动注射器的活塞而不是其他的照护者。当

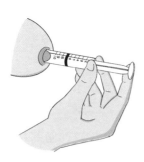

**图2-13　用倒置的注射器吸出乳头**

自己用力的时候,她本人可以评估舒适程度,可以避免拉得过紧,以防造成乳头的疼痛或颜色改变。指导她拉住活塞保持 30 秒,然后释放。如果感到疼痛,应该立刻停止。每次使用后,注射器都应该用热肥皂水清洗,然后清水冲洗干净后风干,以备下次使用。

## 五、母乳哺喂设备

### (一) 奶瓶喂养

目前的临床实践中,当新生儿进入经口喂养阶段后,如果母婴分离,母亲无法直接哺乳,他们通常会需要使用奶瓶喂养。直接哺乳与奶瓶喂养存在生理学差异,例如,哺乳时婴儿必须引发喷乳反射,乳汁才能流出,而传统奶嘴在重力作用下或舌挤压时乳汁持续流出,流速与奶嘴孔径大小有关,因此使用高流速/不限速奶嘴时,婴儿需要更频繁地吸吮和吞咽,易导致吞咽、呼吸节奏混乱,氧合水平和心率受到影响,易出现更多低氧合吸入或呛奶等的情况。

有研究设计一种模拟哺乳时吸吮模式的奶嘴,其阀膜设计只有在吸吮负压达到设定值后乳汁才能流出,结果显示足月儿使用这种实验奶嘴时,在氧合程度与心率方面与直接哺乳没有显著差异。依据同样原理设计的早产儿奶嘴,能让早产儿使用相似的舌运动方式但口腔吸吮负压较低,早产儿像直接哺乳一样地自行掌握吸吮吞咽节奏,能提高他们住院期间的直接哺乳率,缩短住院时间。

（二）乳旁加奶

乳旁加奶装置（如SNS辅助哺乳系统，图2-14）是另一个替代喂养方法。乳旁加奶装置通常包括挂在妈妈颈部的储奶瓶和导管。导管一端连接储奶瓶，一端贴在乳头旁边，便于在直接哺乳时补充乳汁。市面上有可反复使用的产品，也有一次性产品，还可使用医院的现有材料自行制作。乳旁加奶装置能帮助吸吮力弱、体重增长不理想的早产儿通过直接哺乳的方式补充额外的乳汁，也可帮助母乳不足、重新启动泌乳甚至收养婴儿母亲增加和维持泌乳。

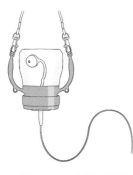

图2-14 乳旁加奶器

（三）乳汁储存、转运及加热解冻设备

母婴分离、母亲上班等情况下，母乳都需要收集、储存转运、加热等。乳汁的储存容器应选择安全、方便的存储容器。就材质而言，母乳储存容器主要包括玻璃、聚乙烯（PE）聚丙烯（PP）等，由于聚碳酸酯（PC）中含有双酚A，中国已经从2011年9月起全面禁止PC早产儿奶瓶的生产和销售。

1. 储奶袋

储奶袋因其节约存储空间、方便易携带的特点，被广泛使用（图2-15）。市面 **图2-15 储奶袋**

上常见储奶袋的材质是聚乙烯,包括低密度聚乙烯(LDPE)和线性低密度聚乙烯(LDPE),有些储奶袋还会添加聚酯(PT)使其阻隔性更好,这些材料都是安全的。选择储奶袋时,如果要长期保存母乳,可以考虑选择双层膜设计的聚乙烯储奶袋,或者使用玻璃、聚丙烯塑料瓶。一般单层的聚乙烯储奶袋的保存时间建议不超过 72 小时,因为单层储奶袋较为柔软单薄,乳汁倒入倒出不便,冰冻后易划破,乳汁易渗漏,操作不当则易于污染。而双层的储奶袋能够较好地隔绝水分和氧气的渗透,能够较好地保护冰冻母乳的抗氧化性物质,对于需要大量冰冻的情况,这种储奶袋更为经济方便。

为了避免母乳的浪费及母乳转移操作造成的污染,可以根据新生儿每次的食用量选择储奶袋的规格。用储奶袋存储时应标记好新生儿的姓名、吸乳日期、吸乳时间、奶量,并确保标签信息正确完整,粘贴牢固。目前大多数储奶袋的标记区通常设在封口线之外,以避免长期储存过程中潜在的油墨渗入到储存袋内导致母乳污染的风险。

2. 储奶瓶

相较于储奶袋,储奶瓶可以减少从收集、储存到加热喂奶过程中的乳汁转移的次数,避免乳汁转移过程中可能增加的污染。常见的储奶瓶材质有玻璃和 PP 材质。玻璃储奶瓶易清洗,但在转运过程中易摔碎。PP 储奶瓶可以预消毒/灭菌,价格适中,不易破损,因此对于早产儿母亲

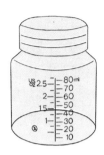

图 2-16 储奶瓶

来说,选用 PP 材质的预消毒/灭菌型的储奶瓶既安全又经济(图 2-16)。

3. 母乳转运设备

冰包是母乳转运过程中常用的设备,应选择绝缘保温性能好的冰包、车载冰箱、保温桶等。美国母乳喂养医学会(academy of breastfeeding medicine,ABM)指南中明确说明,母乳在内置预冻冰排的绝缘保温袋中,可以存放 24 小时。为了母乳的安全稳定,建议使用专用冷媒但不建议使用自制冰块。冰包见图 2-17。

4. 温奶器

NICU 中解冻母乳的常规做法包括:置于冷藏室中、放在温水中加热。不建议使用微波加热或置于热水或沸水中加热,因为这样会破坏母乳中的抗感染成分。推荐使用电子温奶器温奶,温度控制稳定,使用方便(图 2-18)。

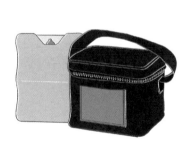

图 2-17 母乳冰包

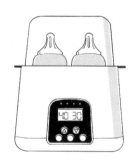

图 2-18 温奶器

## 六、乳房护理用品

### （一）用于乳房及乳头的保湿剂

乳晕内的腺体通常会保持乳头区域柔软且有韧性，只有当这种天然的保湿剂被破坏或者需要替换时，才有必要使用人工保湿剂。如果母亲的皮肤在产前就特别干燥，有湿疹或者其他一些皮肤问题，那么可能就需要用到保湿剂。当干燥剂或其他一些操作打破了天然保湿屏障时，我们也可以使用人工保湿剂来替代。乳房保湿剂的选择必须同时考虑到它对母亲的乳房皮肤和婴儿健康的潜在影响。母亲应该避免任何含有石油的保湿剂，因为它会阻断皮肤呼吸，并且延长乳头损伤的恢复期。以石油为原料的产品包括婴儿油、凡士林、可可脂、AD 软膏和二甲硅油。此外，母亲应该避免含有酒精的产品，因为酒精会使皮肤干燥；也不应该使用维生素 E 油，因为可能导致婴儿体内维生素 E 的水平升高。如果有家族过敏史，母亲应该尽量避免让婴儿接触到潜在的过敏原，如花生油。有羊毛过敏家族史的女性应该避免使用含有羊毛脂的保湿剂，这是一种羊毛提取物。任何必须要清洗的产品都可能进一步刺激受损的乳头，因为清洗过程中毛巾会摩擦到乳头。母亲在住院期间会收到各种各样的乳房霜，这些乳房霜在大多数药店也有出售。一般来说，尽管这些产品没有害处，但它们在预防乳头疼痛方面是无效的，而且可能会延迟母亲在早期寻求帮助的时机。

（二）应对措施

许多泌乳专家建议使用母亲的初乳或母乳来治疗乳头损伤。母乳对早产儿在预防疾病方面的益处已经被确认，而且对乳头的治疗也有帮助。母亲在每次哺乳结束后，可以将少量的乳汁涂抹至乳头处并进行按摩，直到乳头痊愈。局部涂抹羊毛脂和凝胶垫都存在感染的风险。低致敏性、医用的无水羊毛脂可以治疗严重干燥或破损的乳头，这种类型的羊毛脂含有的杀虫剂或酒精剂量极少，并不会引起过敏反应，因此对易过敏者的风险较小。在给婴儿充分哺乳后取少量（小于豌豆大小）在乳头及乳晕处轻柔地按摩即可。当母亲在哺乳后正确地使用了保湿剂，在下次哺乳前皮肤就可以吸收这些保湿剂。研究表明，羊毛脂相对母乳可以更好地缓解乳头疼痛。一篇纳入 5 项研究的系统综述表明，羊毛脂（不管是否使用乳房罩）和母乳在缓解疼痛方面都比水凝胶垫、黏性聚乙烯薄膜敷料、含有氯己定或酒精的喷雾、蒸馏水更有效。

一些医师建议在两次哺乳之间使用水凝胶垫。伤口护理凝胶垫通常是方形的，且可以被剪成 4 片。专为乳房使用而设计的凝胶垫通常是圆形的，且一包中往往有 2 张。将其储存在冰箱中，使用时会觉得更凉爽舒适。有些水凝胶垫可以清洗及重复使用。如果在使用过程中乳头疼痛增加或出现任何感染的迹象，母亲需要停止使用。在使用水凝胶垫时，一些泌乳顾问会建议在哺乳前将乳头风干。胡椒薄荷制成的油剂、凝胶剂和水剂，也被推荐用于治疗乳头损伤。胡椒薄荷的主要活性成分是薄荷醇，具有抗菌性。一项研究表明，与母乳相比，胡椒薄荷油可以使乳头皲裂更快愈合。另一项研究表明，使用薄荷水的母亲发生乳头疼痛及乳头皲裂的概率均较少。还有一项研究表明，与羊毛脂软膏和安慰剂相比，使用薄荷凝胶剂的母亲发生乳头破损的概率也较低。

当医务人员为母亲解决问题时，没有什么可以代替临床判断和临床经验。首先需要做的是找到乳头疼痛的根本原因，然后解决这个问题。如果母亲因为持续的疼痛影响母乳喂养，那么使用一些局部外用的药膏或水凝胶垫，可以帮助母亲度过短暂的疼痛期并延长母乳哺育的时间。

# 第十二节　母乳喂养咨询技巧

## 一、概述

咨询是一种在交流中了解对方感受的方法，并帮助对方决定哪些想法是在现有条件下最好的。有效的咨询和沟通技巧是医护人员不可或缺的工具。运用自如的话，在医护人员的帮助和指导下，母亲们在哺乳时更有自信，同时也有助于与母亲建立起良好的伙伴关系，有助于母亲更愿意接受医护人员的建议。

## 二、倾听和了解

请母亲谈论自身感受并不容易，特别是对于腼腆的母亲或母亲不熟悉交谈对象时。运用倾听技巧可使母亲感觉到你在关注她，会鼓励她和你谈得更多，而不会冷场。

（一）技巧 1：使用有帮助的非语言性交流技巧

非语言性交流是通过除了语言之外的姿势、表情等方式来表明你的态度。女性依赖表情和眼神等视觉型的沟通线索，来判断自己是否被对方所接受。故咨询者应该以笑容来营造温暖和亲近的氛围，让母亲放松心情。眼神的交流让对方感受到你的咨询意愿，营造易于亲近的环境。反之，如果无法建立眼神接触会传递出负面讯息。在文化允许的情况下，咨询中应保持眼神接触至少85%的时间。放松又舒适的姿态，可营造温柔、亲和的环境。以端正的姿态坐着或站着，保持双脚平稳踏在地上。双手轻松地放于身体两侧，或坐着时置于两膝上。身体保持开放式的姿态，加上上半身前倾，体现愿意与母亲做更深刻的沟通。如果手臂或两腿交叉，则会表达出冷淡和情感上的隔阂。如果与母亲距离有高低差，或距离比较远，可能会影响讯息的传递。观察母亲的反应，找出彼此都感到舒适的距离——不要太远也不要太近。距离太近可能会侵犯他人的私人空间（舒适圈），而距离太远则传达太忙碌或对她不感兴趣的讯息。与他人的位置高低

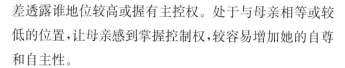

差透露谁地位较高或握有主控权。处于与母亲相等或较低的位置，让母亲感到掌握控制权，较容易增加她的自尊和自主性。

（二）技巧2：询问开放式的问题

询问开放式的问题很有必要。回答这类问题时，母亲会告诉你一些信息。开放式问题常常以"如何""什么""何时""何地""为什么"开始，例如"你怎么样喂养你的孩子"。开放式的问题无法用简单的"是""不是"来回应，对收集资料很有用处。

（三）技巧3：用应答和表情表示关注

另一种鼓励母亲交谈的方法是使用姿态，例如点头、微笑以及简单的应答等，例如"嗯""啊"，这些将显示你对母亲的话感兴趣。

（四）技巧4：复述母亲所说的话

重复母亲对你说的话，表示你已经听到并鼓励她接着说。最好使用稍微不同的语言。例如，如果母亲说"我不知道该给孩子吃什么，他什么都不吃"，你可以说"你的孩子拒绝吃你喂的食物，对吗"。

（五）技巧5：同感——表示理解母亲的感受

同感表明你理解对方的感受。如果母亲说"我的孩子总想吃，使我很疲惫"，你可以说"你总是感到非常疲劳吗"，说明你体会到母亲的感受，这就是同感。如果你回应的是具体问题，例如"你多久喂一次""你还给他吃其他的东西吗"，母亲会觉得你没有领会她的意思。

（六）技巧 6：避免使用判断性词汇

判断性词汇"对、好、足够、正确"等。如果使用这些词汇提问，会让母亲觉得她做错了或者她的婴儿出了什么问题。不过，有时还需要使用"好"这个词来树立母亲的信心。在纠正母亲不正确的做法时，为了避免损及妈妈的自信，或暗示妈妈做错事或说错话，要细心选择用词和语句。选用"但是""不过"常会否定前半句，可以用"然后""所以""而且"代替，比如"你抱宝宝的姿势很好，（但是）然后你稍微转一点，你会发现他可以含乳含得更好"。"应该"含有指责的意味，可以改变措辞来避免。与其说"你应该让宝宝随时吃奶"，不如说"让宝宝随时吃奶的话，会更符合他的需求"比较好。

需要注意的是，如果需要碰触母亲的乳房和婴儿，一定要注意用在合适的时机和情境，要得到妈妈的同意。同时留意观察妈妈的反应，并注意对于碰触是否有不适的征兆。

## 三、树立信心和提供支持

新手母亲和初次哺乳的母亲，对于可能打击她们信心的言语特别敏感和脆弱。咨询者要特别注意语言和语气。应该营造良好的气氛，让母亲觉得握有自主权和自信。提供情感上的支持，对于建立母亲哺乳的信心和自主性相当重要。当她们遇到困难时也容易对自己丧失信心，使她觉得自己很失败，而屈服于家庭和朋友的压力。我们可以应用这些技巧帮助她建立起信心，避免让母亲觉得自己做错事。母亲很容易以为自己对孩子的喂养出了问题，或者是自己的母乳出了问题，影响她们的自信心。应该避免直接告诉母亲应该怎么做，而是要帮助每位母亲根据自己和婴儿的情况做出适当决定，这样有助于树立她的信心。

（一）接受母亲的想法和感受

不赞同或是批评母亲会让她觉得自己错了，影响自信心，但如果一味表示赞同，那么以后提出不同建议就会有困难。所以，"接受"她的想法会更加有效果。"接受"的意思是做出中立的反应，既不同意也不反对。

（二）对母亲的正确做法表示认可和表扬

医务人员注意的总是不对的地方，并试图纠正。而作为咨询者，我们要学会发现母亲正确的做法，然后加以认可和赞许。这么做有以下好处：

（1）树立母亲的信心。

（2）鼓励母亲继续保持这些好的做法。

（3）使母亲以后更容易接受建议。

（三）给予实际的帮助

有时实际的帮助胜于说教，比如可以手把手教给她们如何哺乳，注意哺乳的姿态、乳房含接等，告诉她怎么制作辅食等。

（四）提供少量相关信息

相关信息是指当前对母亲有帮助的信息。比如，母亲不了解母乳储存的时间。及时告知相关的信息可以解决母亲的问题,还可以让母亲产生信任感。

（五）使用通俗易懂的语言

给母亲讲解时使用简单常用的语言,因为多数母亲听不懂医学术语,要改用符合母亲接受能力的用词。

（六）提出一两条建议而不是命令

注意不要要求或者命令母亲,这样不利于她树立信心。咨询时建议母亲可以采用不同的做法,然后由她自己决定试还是不试,这样可以知道她的想法并且帮她树立信心。

## 四、WHO 喂养咨询指南解读

2018 年 WHO 对母乳喂养咨询的相关研究进行了总结,在此基础上发布了向女性提供改善母乳喂养做法的咨询指南,以下对该指南的推荐意见进行介绍,为我国母乳喂养咨询服务提供参考。

（一）指南制订的目的

该指南旨在提供来自全球的、基于循证的、关于母乳喂养咨询的建议。作为一项母乳喂养干预措施,本指南中的建议受众广泛,包括国家政府机构和组织的决策者、专家顾问以及具体的实施者等,以改善打算母乳喂养或目前正在母乳喂养的孕产妇的母乳喂养行为。

（二）WHO 母乳喂养咨询指南内容

1. 母乳喂养咨询的含义

1993 年,WHO 发布的首部母乳喂养咨询的培训指

南（breastfeeding counselling：a training course）中对
"咨询（counselling）"的含义进行了说明："咨询"不等同
于"建议"，因为母乳喂养咨询不仅仅是告诉母亲怎么做，
也需要倾听母亲的想法，理解母亲的感受。2018年版的
"成功促进母乳喂养十个步骤"将原先表述为"把有关母
乳喂养的益处及处理方法告诉所有的孕妇"更改为"与孕
妇及其家属讨论母乳喂养的重要性和实现方法"，这也是
"咨询"理念的体现。婴幼儿喂养咨询定义为"卫生工作
者支持母亲和婴儿，帮助她们克服困难、实施良好喂养的
过程"，此指南沿用了该定义，即母乳喂养咨询是由卫生
保健人员在母乳喂养的决策、困难的克服和实施最佳的
喂养方式方面提供给母婴及其家庭的一种支持。

2. WHO母乳喂养咨询指南推荐内容

WHO共提出关于母乳喂养咨询的6条建议，推荐
等级分为推荐、特定情境下推荐和不推荐三级，证据等级
分为高质量证据、中等质量证据、低质量证据、极低质量
证据和没有研究五级。

**推荐1：**母乳喂养咨询应面向所有孕产妇（推荐，中
等质量）。

**解读：**不论该孕妇是否考虑在产后进行母乳喂养，
不论产妇是否正在进行母乳喂养，不论孩子月龄多大，都
应该给予其母乳喂养咨询，这样才能使所有母亲在知情
的情况下选择合理的婴儿喂养方式，而不是被配方奶的
宣传误导和周围人的压力左右。对于自身患有疾病、需

要使用药物的孕产妇,更是要及早地使她们知道用药与母乳喂养之间的关系,以便使其尽可能选择对母乳喂养影响较小的药物。母乳喂养咨询不是一种自上而下的、灌输式的教育,不是简单地告诉母亲做什么,更重要的是告知母亲不同喂养方式的差异以及带来的影响,这也是母乳喂养咨询的关键组成部分。咨询顾问应该在尊重母亲的个人处境和意愿情况下,为母亲赋能,增强母亲母乳喂养的自信心,使其本身的能量发挥出来。

**推荐 2:** 在产前和产后都应该开展母乳喂养咨询,直到孩子 2 岁或更大(推荐,中等质量)。

**解读:** 这一点与 WHO 既往文件中的主张一致,如新十五条中规定"提供产前护理的机构应当向孕妇及其家属提供关于母乳喂养的益处和管理的建议;从提供孕产妇和新生儿服务机构离开时应进行计划和协调,以便父母及其婴儿获得持续的支持并获得适当的照顾"。产前咨询帮助母亲做好相应的准备,使其了解产后母婴应立即进行皮肤接触和吸吮、母婴同室、了解初乳的重要性等,这对于产后头几天母乳喂养及母婴关系的建立是尤为重要的,有利于避免错误添加奶粉、使用奶瓶造成乳头混淆等问题。产后咨询应与产前咨询相呼应并保持一致,时间跨度会更长。产后咨询的内容会随着孩子的生长发育而改变,是帮助母亲从按需喂养向顺应性喂养过渡,并克服从院内到院外一系列的母乳喂养相关问题的重要干预措施。理想的母乳喂养咨询应该是全程陪伴母亲经历从认识母乳喂养、选择喂养方式、进行母乳喂养方面的准备,到产后具体地实施母乳喂养、添加辅食、上班后继续坚持母乳喂养,最后到离乳的过程,故可以持续到孩子 2 岁或更大。

**推荐 3:** 母乳喂养咨询至少要达到 6 次:产前、分娩后即刻至分娩后前 2～3 天、婴儿 1～2 周、3～4 个月、6 个月(婴儿开始添加辅食)、满 6 个月后,可以根据需要酌情增加次数(特定情境下推荐,低质量)。

**解读:** 现有研究表明这 6 个时间阶段是促进母亲顺利进行母乳喂养的关键时刻。婴幼儿期的孩子发育快速、有较大的个体差异性,不同孩子在不同阶段的发育特点会对母乳喂养产生不一样的影响。个性化的咨询有助于帮助母亲了解不同阶段婴儿的各种行为变化、理解婴儿的需要、读懂婴儿传递出的各种信号或暗示、掌握喂养规律、减少紧张焦虑的情绪、避免盲目攀比,从而坚持科学的喂养方式。

**推荐 4:** 咨询应该是面对面的咨询,特殊情况下可通过电话或其他远程方式进行(特定情境下推荐,中等质量)。

**解读:** 面对面的咨询有助于咨询顾问与母亲建立更紧密的连接。大部分情况下的母乳喂养咨询都需要观察一次完整的母乳喂养过程,以更直接地观察、了解母婴之间的互动及状态,同时如果家庭成员共同参与咨询,咨询顾问也能了解其家庭成员对母乳喂养的知识和态度。现代通信网络技术的发展为远程咨询提供了条件,尤其使一些居住在较为偏远的地区,或者是处于紧急状况下的母亲可以享受到较为优质便捷的母乳喂养咨询,但具体的效果受双方对问题的理解、认识程度以及表达能力的影响,可以作为特殊情况下的一种选择。

**推荐5:**应由接受过专业培训的卫生保健人员、社区中的母乳喂养同伴教育者提供连续护理(推荐,中等质量)。

**解读:**不同临床科室的人员如产科、新生儿科、儿科、保健科、营养科等都应该接受专业的母乳喂养支持的培训,以在不同阶段给予母亲连续一致的母乳喂养指导。母乳喂养同伴教育者一般指与目标人群年龄相近、自身有着成功的母乳喂养经验、对母乳喂养持积极态度、自愿参加培训并热心母乳喂养的女性。理想情况是出院以后的母亲都能在一个氛围较好的、专业的母乳喂养支持社区,这个社区网络中应包括卫生保健人员和通过培训、发展的母乳喂养同伴教育者,后者一定程度上还能缓解当前卫生保健人员紧缺的现状。

**推荐6:**除了帮助培训母亲的技能、提升母亲的能力和建立母亲的信心外,母乳喂养咨询还应预测和解决母乳喂养方面的困难和挑战,尤其是初产妇、青少年母亲、双胞胎或多胞胎的家庭、肥胖的母亲、计划重返学校或职场的母亲(特定情境下推荐,低质量)。

**解读:**信息支持,如正确的母乳喂养及含接的姿势、奶阵来临时的感觉等,是母乳喂养咨询的基础部分。我们往往容易忽视的是,应在充分了解母亲的具体情况和感受的情况下给予其情感支持,以帮助其建立信心,尤其是对于一些社会支持较差、情绪低落的母亲。有一些母亲在母乳喂养方面会比其他人面临更多的困难,如初产妇,或者早产儿、双胞胎、低体重儿或有其他特殊需要的婴儿的母亲,以及患有精神疾病的母亲等,她们需要多学科的合作和及时地转介,以便接收到一些针对性的建议。在面对一些重大事件时,如母婴分离、添加辅食、母亲返回职场等,母乳喂养咨询也需要因时因地制宜,根据其家庭、工作的性质给予具体的指导,帮助这些母亲提前预判及给予建议以使母亲树立信心、提前做好应对。

作为新生儿科护士,为新生儿母亲及其家属提供专业的母乳喂养咨询和指导,可以帮助其更好地了解母乳喂养的好处,喂养方法,增强信心,减少喂养过程中的问题。

（贺　芳　吕天蝉　谢　珺　王　丽）

## 参考文献

[1] ABM Clinical Protocol #19: Breastfeeding Promotion in the Prenatal Setting, Revision 2015.

[2] ABM Clinical Protocol #10: Breastfeeding the Late Preterm (34 - 36 6/7 Weeks of Gestation) and Early Term Infants (37 - 38 6/7 Weeks of Gestation), Second Revision 2016.

[3] 杨漂羽,施姝澎,张玉侠,等.住院新生儿母乳喂养循证指南的改编及评价.中华护理杂志,2018,53(01):57 - 64.

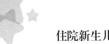

［4］中国医师协会新生儿科医师分会营养专业委员会,中国医师协会儿童健康专业委员会母乳库学组。新生儿重症监护病房推行早产儿母乳喂养的建议.中华儿科杂志,2016,54(1)：13－16.

［5］BONET M, BLONDEL B, AGOSTINO R, et al. Variations in breastfeeding rates for very preterm infants between regions and neonatal units in Europe：results from the MOSAIC cohort. Archives of Disease in Childhood-Fetal and Neonatal Edition,2011,96(6)：F450－F452.

［6］DUTTA S, SINGH B, CHESSELL L, et al. Guidelines for feeding very low birth weight infants. Nutrients,2015,7(1)：423－442.

［7］Infant Feeding Guidelines［M］. National Health and Medical Research Council,2012.

［8］DAHL, LINDA. Clinician's Guide to Breastfeeding || Anatomy and Physiology of Breastfeeding. 2015,10. 1007/978-3-319-18194-3(Chapter 2)：17－34.

［9］VENKATESH M P, ABRAMS S A. (2010). Oral lactoferrin for the prevention of sepsis and necrotizing enterocolitis in preterm infants. Cochrane Database of Systematic Reviews. May 12,2010,(5)：CD007137.

［10］MIHATSCH W A, BRAEGGER C P, DECSI T, et al. Critical Systematic Review of the Level of Evidence for Routine Use of Probiotics for Reduction of Mortality and Prevention of Necrotizing Enterocolitis and Sepsis in Preterm Infants. Clin Nutr,2012,31(1)：6－15.

［11］GEPHART S M, WELLER M. Colostrum as Oral Immune Therapy to Promote Neonatal Health. Adv Neonatal Care,2014,14(1)：44－51.

［12］王琪,张先红.初乳口腔涂抹对预防早产儿呼吸机相关性肺炎的研究进展.护理学报,2017,24(24)：24－27.

［13］赵希平,向美芹.初乳口腔免疫疗法应用于超/极低出生体重早产儿的研究进展.中华新生儿科杂志,2018,33(1)：76－78.

［14］RODRIGUEZ N A，GROER M W，ZELLER J M，et al. A Randomized Controlled Trial of the Oropharyngeal Administration of Mother's Colostrum to Extremely Low Birth Weight Infants in the First Days of Life. Neonatal Intensive Care，2011，24(4)：31－35.

［15］ARSLANOGLU S，BERTINO E，TONETTO P，et al. Guidelines for the establishment and operation of a donor human milk bank. Journal of Maternal-Fetal and Neonatal Medicine，2010，23(S2)：1－20.

［16］Best Practice for Expressing，Storing and Handling Human Milk in Hospitals，Homes，and Child Care Settings. 3rd Edition. Human Milk Banking Association of North America，2011.

［17］SANDRA T. R，MEYERS R. Guidelines for Preparation of Formula and Breastmilk in Health Care Facilities. Second Edition. Academy of Nutrition and Dietetics，2011.

［18］杨漂羽,施姝澎,张玉侠等.住院新生儿母乳喂养循证指南的改编及评价,中华护理杂志,2018,53(1)：57－64.

［19］中华医学会儿科学分会感染学组,全国儿科临床病毒感染协作组,《中华儿科杂志》编辑委员会.儿童巨细胞病毒性疾病诊断和防治的建议.中华儿科杂志,2012,50(4)：290－292.

［20］ARSLANOGLU S，BERTINO E，TONETTO P，et al. Guidelines for the establishment and operation of a donor human milk bank. Journal of Maternal-Fetal and Neonatal Medicine，2010，23(S2)：1-20.

［21］Best Practice for Expressing，Storing and Handling Human Milk in Hospitals，Homes，and Child Care Settings. 3rd Edition. Human Milk Banking Association of North America，2011.

［22］SANDRA T R，MEYERS R. Guidelines for Preparation of Formula and Breastmilk in Health Care Facilities. Second Edition. Academy of Nutrition and Dietetics，2011.

［23］杨漂羽,施姝澎,张玉侠,等.住院新生儿母乳喂养循证指南的

改编及评价.中华护理杂志,2018,53(1):57-64.

[24] World Health Organization. Optimal feeding of low birth weight infants in low-and middle-income countries. Geneva: WHO, 2011:16-45.

[25] SANDRA T R, MEYERS R. Guidelines for Preparation of Formula and Breastmilk in Health CareFacilities. Second Edition. Academy of Nutrition and Dietetics, 2011.

[26] Best Practice for Expressing, Storing and Handling Human Milk in Hospitals, Homes, and Child Care Settings. 3rd Edition. Human Milk Banking Association of North America.

[27] Guideline for making special feeds for infants and children in hospital. The British Dietetic Association, 2012.

[28] EGLASH A . ABM Clinical Protocol ♯8: Human Milk Storage Information for Home Use for Full-Term Infants (Original Protocol March 2004; Revision ♯1 March 2010). Breastfeeding Medicine, 2010, 5(3):127-130.

[29] DAWSON J A, SUMMAN R, BADAWI N, et al. Push versus gravity for intermittent bolus gavage tube feeding of premature and low birth weight infants. Cochrane Database of Systematic Reviews. 2012, Issue 11. Art. No. CD005249.

[30] MOKHA J S, DAVIDOVICS, ZH.Improved Delivery of Fat From Human Breast Milk via Continuous Tube Feeding. JPEN J Parenter Enteral Nutr. 2017:41(6):1000-1006.

[31] 张玉侠.实用新生儿护理学.北京:人民卫生出版社,2015:639-641.

[32] BAUER J, GERSS J. Longitudinal analysis of macronutrients and minerals in human milk produced by mothers of preterm infants 1. Clin Nutr 2011, 30(2):215-220.

[33] REALI A, GRECO F, FANARO S, ATZEI A, et al. Fortifcation of maternal milk for very low birth weight (VLBW) preterm neonates 1. Early Hum Dev. 2010; 86 Suppl 1:33-36.

[34] MCCORMICK F M, HENDERSON G, FAHEY T, et al.

Fortifcation of maternal milk for very low birth weight（VLBW）preterm neonates. Cochrane Database Syst Rev 2010；CD004866.

［35］AGOSTONI C，BUONOCORE G，CARNIELLI V P，et al. Enteral nutrient supply for preterm infants：commentary from the European Society for Paediatric Gastroenterology, Hepatology，and Nutrition Committee on Nutrition. JPGN, 2010；50（1）：85－91.

［36］ARSLANOGLU S，MORO G E，ZIEGLER E E，Te Wapm Working Group On Nutrition. Optimization of human milk fortifcation for preterm infants：new concepts and recommendations. J Perinat Med. 2010；38：233－238.

［37］中华医学会儿科学分会新生儿学组.中华医学会儿科学分会儿童保健学组.早产/低出生体重喂养建议.中华儿科杂志, 2009,47（7）：508－510.

［38］中国医师协会新生儿科医师分会营养专业委员会,中国医师协会儿童健康专业委员会母乳库学组。新生儿重症监护病房推行早产儿母乳喂养的建议.中华儿科杂志,2016,54（1）：13－16.

［39］DUTTA S，SINGH B，CHEASELL L，et al. Guidelines for feeding very low birth weight infants. Nutrients，2015，7（1），423－442.

［40］SANDRA T R，MEYERS R. Guidelines for Preparation of Formula and Breastmilk in Health Care Facilities. Second Edition. Academy of Nutrition and Dietetics，2011.

［41］Best Practice for Expressing，Storing and Handling Human Milk in Hospitals，Homes，and Child Care Settings. 3rd Edition. Human Milk Banking Association of North America, 2011.

［42］Guideline for making special feeds for infants and children in hospital. The British Dietetic Association，2012.

［43］LAU C. Development of infant oral feeding skills：what do we know?. Am J Clin Nutr，2016，103（2）：616S－21S.

［44］MALAGON-MALDONADO G，CONNELLY C D，BUSH R A. Predictors of Readiness for Hospital Discharge After Birth：Building Evidence for Practice. Worldviews Evid Based Nurs，2017，14（2）：118－127.

［45］周梅，无明显脑损伤早产儿早期口腔运动评估对后期神经发育结果及喂养困难预测意义的研究.2016，重庆医科大学.

［46］PARK J，KNAFL G，THOYRE S，et al. Factors Associated With Feeding Progression in Extremely Preterm Infants. Nursing Research，2015，64（3）：159－167.

［47］PARK J，THOYRE S，KNAFL G J. Four Measures of Change in Physiologic State During the Feeding Period of Very Premature Infants. Biological Research for Nursing，2015，17（5）：503－509.

［48］LAU C. Development of Suck and Swallow Mechanisms in Infants. Ann Nutr Metab，2015，66 Suppl 5：7－14.

［49］Da COSTA S P，HUBL N，KAUFMAN N，et al. New scoring system improves inter-rater reliability of the Neonatal Oral-Motor Assessment Scale. Acta Paediatrica，2016，105 （8）：E339－E344.

［50］张坤桦，胡皎，刘嘉琪，等.早产儿经口喂养能力评估量表的信效度及反应度研究.护士进修杂志，2017（06）：499－502.

［51］GRASSI A，CECCHI F，SGHERRI G，et al. Sensorized pacifier to evaluate non-nutritive sucking in newborns. Medical Engineering & Physics，2016，38（4）：398－402.

［52］TAFFONI F，TAMILIA E，GIORGINO M，et al. A novel system to study the coordination of sucking and breathing in newborns during bottle feeding. IEEE Sensors Journal，2016：1－1.

［53］田旭，易莉娟，曾子，等.口腔运动干预用于早产儿经口喂养效果的 meta 分析.中华护理杂志，2015，50（7）：804－811.

［54］GREENE Z，O'DONNELL C P，WALSHE M. Oral stimulation for promoting oral feeding in preterm infants. Cochrane Database Syst Rev，2016，9：Cd009720.

[55] 张玉侠.实用新生儿护理学.北京：人民卫生出版社,2016.

[56] 中华医学会肠外肠内营养学分会儿科协作组,中华医学会儿科学分会新生儿学组,中华医学会小儿外科学分会新生儿学组.中国新生儿营养支持临床应用指南[J].中国当代儿科杂志,2013,7(1)：423 - 442.

[57] 张玉侠.实用新生儿护理学[M].人民卫生出版社,2015：384 -387.

[58] SOURABH D.，BALPREET S.，LORRAINE C.，et al. Guidelines for Feeding Very Low Birth Weight Infants. Nutrients，2015，7(1)：423 - 442.

[59] 中国医师协会新生儿科医师分会营养专业委员会,中国医师协会儿童健康专业委员会母乳库学组,《中华儿科杂志》编辑委员会.新生儿重症监护病房推行早产儿母乳喂养的建议.中华儿科杂志,2016,54(1)：13 - 16.

[60] 丁国芳.极低出生体重儿尽早达到足量肠内营养喂养策略——《极低出生体重儿喂养指南》解读.中国实用儿科杂志,2016,31(2)：85 - 89.

[61] Institute of Medicine. Dietary Reference Intake Reports. Washington，DC：National Academies Press，2015.

[62] 中国营养学会.中国居民膳食指南(2016).北京：人民卫生出版社,2016：5.

[63] 让蔚清,刘烈刚.妇幼营养学.北京：人民卫生出版社,2014：11.

[64] 中国营养学会.中国居民膳食营养素参考摄入量(2013 版).北京：科学出版社，2014：10.

[65] ENDRESL K，STRAUB H，MCKINNEY C，et al. Postpartum weight retention risk factors and relationship to obesity at 1 year. ObstetGynecol，2015，125(1)：144 - 152.

[66] HOLLIS B W，WAGNER C L，HOWARD C R，et al. Maternal Versus Infant Vitamin D Supplementation During Lactation：A Randomized Controlled Trial. Pediatrics，2015，136(4)：625 - 634.

[67] DUNNEY C，MULDOON K，MURPHY D J. Alcohol

consumption in pregnancy and its implications for breastfeeding. British Journal of Midwifery, 2015, 23 (2): 126 - 134.

[68] 汪之顼,赖建强,毛丽梅,等.中国产褥期(月子)妇女膳食建议.营养学报,2020,42(01):3 - 6.

[69] 孕期妇女膳食指南.临床儿科杂志,2016,34(11):877 - 880.

[70] GRUMMER-STRAWN L. M., ROLLINS N. Summarising the health effects of breastfeeding. Acta Paediatr, 2015, 104 (467):1 - 2.

[71] CLEMINSON J, ODDIE S, RENFREW M J, et al. Being baby friendly: evidence-based breasffeeding support. Arch Dis Child Fetal Neonatal Ed, 2015, 100(2): F173 - 178.

[72] VICTORA C G, BABL R, BARROS A J, et al. Breastfeeding in the 21st century: epidemiology, mechanisms, and lifelong effect. Lancet, 2016, 387(10017): 475 - 490.

[73] FLEURANT E, SEHOENY M, HOBAN R, et al. Barriers to human milk feeding at discharge of very-low-birth-weight infants: maternal goal setting as a key social factor. Breastfeed Med, 2017, 12: 20 - 27.

[74] BRIERE C E, MCGRATH J, CONG X, et al. An integrative review of factors that influence breastfeeding duration for premature infants after NICU hospitalization. J Obstet Gynecol Neonatal Nurs, 2014, 43(3): 272 - 281.

[75] ORIBE M, LERTXUNDI A, BASTERRECHEA M, et al. Prevalence of factors associated with the duration of exclusive breastfeeding during the first 6 months of life in the INMA birth cohort in Gipuzkoa. Gac Sanit, 2015, 29(1): 4 - 9.

[76] 中国医师协会新生儿科医师分会营养专业委员会,中国医师协会儿童健康专业委员会母乳库学组,《中华儿科杂志》编辑委员会.新生儿重症监护病房推行早产儿母乳喂养的建议.中华儿科杂志,2016,54(1):13 - 16.

[77] FELICE J P, CASSANO P A, RASMUSSEN K M. Pumping

human milk in the early postpartum period：its impact on long-term practices for feeding at the breast and exclusively feeding human milk in a longitudinal survey cohort. Am J Clin Nutr，2016，103(5)：1267 - 1277.

[78] FRANCIS D O，KRISHNASWAMI S，MCPHEETERS M. Treatment of ankyloglossia and breastfeeding outcomes：a systematic review. Pediatrics，2015，135(6)：e1458 - 1466.

[79]《中华儿科杂志》编辑委员会,中华医学会儿科学分会儿童保健学组,中华医学会儿科学分会新生儿学组.早产、低出生体重儿出院后喂养建议.中华儿科杂志,2016,54(1)：6 - 1.

[80] LUSSIER M M，BROWNELL E A，PROULX T A，et al. Daily Breastmilk Volume in Mothers of Very Low Birth Weight Neonates：A Repeated-Measures Randomized Trial of Hand Expression. Versus Electric Breast Pump Expression Breastfeeding Medicine，2015，10(6)：312 - 317.

[81] CANNON A M，SAKALIDIS V S，LAI C T，et al. Vacuum characteristics of the sucking cycle and relationships with milk removal from the breast in term infants. Early Hum Dev，2016，96：1 - 6.

[82] PARKER L A，SULLIVAN S，KRUEGER C，et al. Association of timing of initiation of breastmilk expression on milk volume and timing of lactogenesis stage II among mothers of very low-birth-weight infants. Breastfeed Med，2015，10(2)：84 - 91.

[83] THOMAS J，MARINELLI K A. ABM Clinical Protocol ♯ 16：Breastfeeding the Hypotonic Infant，Revision 2016. Breastfeeding Medicine，2016，11(6)：271 - 276.

[84] FLINT A，NEW K，DAVIES M W. Cup feeding versus other forms of supplemental enteral feeding for newborn infants unable to fully breastfeed. Cochrane Database of Systematic Reviews 2016，8，CD005092.

[85]《中华儿科杂志》编辑委员会,中华医学会儿科学分会新生儿学组,中华医学会儿科学分会儿童保健学组：早产/低出生体

重儿出院后喂养建议.中华儿科杂志,2016,54：6-12.

[86] WALKER M. Are there any cures for sore nipples? Clin Lact. 2013；4(3)：106-115.

[87] ABOU-DAKN M，et al. Positive effect of HPA lanolin versus expressed breast milk on painful and damaged nipples during lactation. Skin Pharmacol Physoil. 2011；24(1)；27-35.

[88] VIEIRA F，et al. A systematic review of the interventions for nipple trauma in breastfeeding mothers. J NurScholarsh. 2013；45(2)：116-125. Review.

[89] AKBARI J M，et al. Randomised controlled trial of breast shells and Hofman's exercises for inverted and nonprotractile nipples. BMJ. 1992；304(6833)：1030-1032.

[90] 谢幸,孔北华.妇产科学.北京：人民卫生出版社,2018：225.

[91] 梁权芳,何树惠,刘银清.规范化管理促进母乳喂养的实施体会.内蒙古医学杂志,2015,47(6)：752-754.

[92] 祝琴,赵红,马良坤.WHO 母乳喂养咨询指南简述及启示.中国妇幼健康研究,2021,32(05)：626-630.

# 第三章
# 特殊情况下的母乳喂养

## 第一节　母亲疾病下的新生儿母乳喂养问题

母亲患有疾病如何进行新生儿母乳喂养？针对不同的疾病会面临一些困惑和困难,但这并不是不可能完成的任务。母乳和配方奶在本质上有很大的不同,目前为止没有任何一种工业生产的配方奶能完全复制母乳中的成分。对于住院新生儿,由于母婴分离,处于疾病状态下的母乳喂养需由重症监护室里的护士和哺乳咨询师向患儿家属提供专业意见和帮助,指导喂养方案,下面会讨论更多的针对性的母乳喂养指征。

### 一、梅毒母亲的母乳喂养

梅毒是由苍白螺旋体引起的一种慢性传染病,可引起人体多系统、多脏器的损害,导致组织破坏,功能失常,甚至危及生命。我国妊娠合并梅毒的发生率为0.2%～0.5%。未经治疗的原发性梅毒孕妇的母婴传播率可高达70%～100%,二期梅毒孕妇的母婴传播率为90%,三期梅毒孕妇的母婴传播率也可达30%。

（一）传染源与传播途径

梅毒患者是唯一的传染源。如果孕妇感染了梅毒,在怀孕期间可通过胎盘传播给胎儿,引起胎儿宫内感染,可导致流产、早产、死胎或分娩胎传梅毒儿。孕妇梅毒病期越早,胎儿感染的机会越大。当新生儿经过有梅毒感染的产道时,产道部位的梅毒螺旋体可感染给新生儿,导致新生儿传染梅毒而发病。

（二）梅毒母亲喂养的注意点

（1）梅毒螺旋体主要存在于患者的血液和体液里,母乳中不直接分泌。

（2）如母亲经过正规治疗,RPR 滴度下降 4 倍以上或 RPR 滴度在 1∶2 以下时可以进行母乳喂养,而未经治疗或治疗后滴度仍高者,应暂缓母乳喂养。

（3）新生儿除了可经胎盘被宫内传播感染外,新生儿接触母亲乳房或乳头也可能被感染,因此,孕产妇梅毒血清阳性者应给予青霉素治疗。

（4）母亲乳房、乳头有破损时不宜母乳喂养,直至破损治愈方可母乳喂养。

## 二、病毒性肝炎母亲的母乳喂养

（一）甲型肝炎母亲

1. 传染源与传播途径

甲型肝炎是一种粪口传播的传染病，由甲型肝炎病毒引起，本病传染源主要包括甲型肝炎病毒显性和隐性感染者。

2. 母乳喂养注意点

甲肝在急性传染期有较强的传染性，故若母亲哺乳期患甲肝，应暂缓母乳喂养，但仍然需要继续挤奶保持泌乳。注意避免密切接触，待康复后可再恢复母乳喂养。

（二）乙型肝炎母亲

1. 传染源与传播途径

我国是乙型肝炎病毒高感染地区，其中35%～50%的慢性乙肝病毒感染由母婴传播引起。乙型肝炎病毒主要经血和血制品、母婴、破损的皮肤和黏膜以及性接触传播。

2. 母乳喂养注意点

目前发表的相关指南均支持乙肝病毒感染的母亲进行母乳喂养，但前提都是强调母乳喂养的安全性，即新生儿在生后12小时内接种乙肝疫苗和乙肝免疫球蛋白。所有乙型肝炎的母亲在母乳喂养时都应注意：① 喂奶前清洁手及乳房；② 喂养新生儿的餐具如小杯、小勺都应煮沸消毒后使用，产妇餐具单独使用，煮沸消毒；③ 产妇或新生儿有皮肤破损处时应注意立即包扎止血,防止交叉感染;④ 如母亲乳头皲裂或新生儿患口腔溃疡时应暂停哺乳。

（三）丙型肝炎母亲

1. 传染源与传播途径

丙肝母婴传播发生率大约为 10%,血液或血制品传播是丙肝的主要传播途径,母婴间垂直传播也是丙肝的传播方式。

2. 母乳喂养注意点

母体感染丙肝病毒和母乳喂养也不冲突,母乳喂养甚至可以通过乳汁将抗体输送到新生儿体内,起到预防新生儿感染丙肝病毒的作用。最新的欧洲丙肝指南认为：① 对于慢性丙肝母亲,只要其艾滋病毒阴性并且未进行静脉吸毒,即可母乳喂养;② 对于有症状母亲,尤其是病毒负荷量高或乳头破损者和同时感染 HIV 者,应慎重考虑母乳喂养或停止母乳喂养,因新生儿感染丙肝的风险增加与母乳喂养有关。

## 三、结核母亲的母乳喂养

结核病是呼吸道传染病,目前仍然是我国常见传染病之一,且耐药结核病有增加趋势。

（一）传染源与传播途径

结核分枝杆菌一般不会通过母乳传播给新生儿,但母亲患肺结核特别是传染期结核,母亲喂养的密切接触

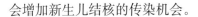

会增加新生儿结核的传染机会。

（二）结核母亲母乳喂养注意点

（1）结核母亲抗结核治疗期间，抗结核药可能通过乳汁进入新生儿体内，尽管目前关于抗结核药物通过乳汁对新生儿的影响研究不多，但考虑到结核病母亲母乳喂养的利弊，还是建议母亲抗结核治疗期间不宜母乳喂养。

（2）对于已接受大于2周正规治疗的母亲，经评估不再有继续播散的趋势后，可以采集母乳巴氏消毒后喂养。

## 四、巨细胞病毒感染母亲的母乳喂养

人巨细胞病毒（human cytomegalovirus，HCMV）归属于人疱疹病毒科、β疱疹病毒亚科，为双链 DNA 病毒，是人类疱疹病毒中基因组最大的 DNA 病毒。

（一）传染源与传播途径

HCMV 通过密切接触感染者的体液，尤其是尿液、唾液、血液和生殖器分泌物、乳汁在人群中传播，人群普遍易感。HCMV 病毒可在宫内通过胎盘感染，分娩时接触产道分泌物和血液感染，出生后经母乳、唾液传播。

（二）高危因素

母亲艾滋病毒感染、早产儿、在新生儿重症监护室住院都是先天性 CMV 感染的高危因素。母乳喂养的早产儿 CMV 感染的发生率为 22%，有临床症状者占 3.7%，胎龄与感染风险呈负增长关系。

（三）临床表现

早产儿和（或）低出生体重儿经母乳获得 CMV 感染的常见临床表现为：血小板减少症、败血症样综合征、中性粒细胞减少、肝炎、肝脾大和肝酶异常等，还可能导致已经发生的肺部、血液系统疾病加重。

（四）远期影响

最近几年对获得性母乳 CMV 感染的研究也显示，CMV 感染与早产儿支气管肺发育不良（BPD）、神经发育损伤等相关。

（五）HCMV 阳性母亲的母乳喂养注意点

HCMV 阳性的母亲可通过母乳喂养将病毒传染给早产儿，通过检测血清 CMV - IgM 或尿 CMV - DNA 可明确诊断，早期应用更昔洛韦，可治愈大多数病例。对于 HCMV 阳性母亲分娩的＜32 周以下的早产儿，特别是极低出生体重儿（＜1 500 g）来说，国际上如何进行母乳喂养仍未达成统一共识，国内各家医院的做法也不尽相同。由中华医学会儿科学分会感染学组制订的《儿童巨细胞病毒性疾病诊断和防治的建议》中指出：对早产儿和低出生体重儿需处理带病毒的母乳后再进行喂养。复旦大学附属儿科医院 NICU 中对于 HCMV 阳性母亲的母乳喂养遵循以下原则，仅供参考。

1. 入院时询问母亲孕期有无 HCMV 感染，筛查结果明确新生儿有无先天性 CMV 感染

先天性 CMV 感染指生后 2 周内明确的 CMV 感染。

所有早产儿监测生后 1 周内血 CMV IgM 抗体或(和)生后 2 周内的尿液 CMV DNA,其中任何一项检测阳性即诊断为先天性 CMV 感染。

2. HCMV 阳性母亲分娩的早产和低出生体重儿

① 胎龄<28 周,采用巴氏消毒。② 28 周≤胎龄≤32 周:非常规巴氏消毒,如果发生 NEC 后或消化道手术后进行喂养,采用巴氏消毒。③ 胎龄>32 周:不处理,特殊病例另行讨论。

3. 处理带病毒母乳

带病毒母乳−20℃冻存 1~3 天以上可明显降低 CMV 病毒的滴度,再加巴氏灭菌法(62.5℃)可消除病毒感染性。

(1) 巴氏消毒母乳:

目前常见的巴氏灭菌方法是 62.5℃、30 分钟,这是现行唯一可完全灭活母乳 CMV 病毒的处理方式。但母乳中有很多生物活性物质对早产儿生长发育及抗感染免疫等具有重要作用,虽然经过巴氏消毒可灭活 CMV,但同时也破坏了母乳中活性物质。亲母母乳巴氏消毒无法有效降低临床感染的发生率,不推荐临床常规操作。

(2) 冰冻母乳(<−20℃):

冰冻虽然可以降低 CMV 病毒的滴度,降低感染发生率,但不能完全杀灭 CMV 病毒,对败血症样症状没有改善。

## 五、小结

除根据《住院新生儿母乳喂养指南》推荐中母乳喂养的禁忌证(表3-1)外,其他都不是直接拒绝母乳喂养的理由,特殊情况另行考虑。临床上应根据母亲传染性疾病的类型给予相应的母乳喂养知识,帮助传染性疾病状态下的新生儿母亲树立起继续母乳喂养的信心,结合个体差异制订合理的喂养计划是精细化护理的关键。

表3-1 母乳喂养禁忌证

| 条 目 | 内 容 |
|---|---|
| 婴儿半乳糖症 | |
| 母亲不良嗜好 | 母亲吸烟、嗜酒、服用迷幻药、咖啡因、海洛因、大麻等 |
| 治疗与用药 | 使用细胞毒素化疗药物、放射性核素、抗代谢药物、精神镇静药物 |
| 病毒感染 | HIV病毒阳性、活动性或未治疗的肺结核、近期感染梅毒(母亲有梅毒病史,经正规治疗后,可以母乳喂养)、单纯疱疹病毒1型、T淋巴细胞1型、2型 |
| 疾病 | 严重疾病(如菌血症、苯丙酮尿症等) |
| 乳房相关疾病 | 乳头上有疱疹样肿块 |

引自:杨漂羽,施姝澎,张玉侠,等.住院新生儿母乳喂养循证指南的改编及评价[J].中华护理杂志.2018,53(1):57-64.

(王玥珏)

## 第二节　母乳喂养中的早产儿问题

母乳喂养的母亲面对早产儿问题时要有积极的态度，不要轻易退缩。母乳是大自然的馈赠，也是由母亲赠予早产儿的一份礼物，给早产儿带来的好处远远超过其他食物。即使早产儿刚开始不会或因疾病不能吸吮，母亲也应该在产后马上开始练习挤奶。当早产儿情况稳定好转后，可以通过管饲或特殊奶瓶喂养。无论通过什么方式，母乳都会给早产儿提供最好的营养，在早产儿的生长过程中发挥重要作用。对于早产儿或一些特殊疾病状态下不能马上经口母乳或喂养困难的住院早产儿，重症监护室的护士和哺乳咨询师应给予母亲专业指导意见和帮助。

### 一、唇腭裂早产儿的母乳喂养

唇裂与腭裂是颌面部常见的先天性畸形，常见于染色体异常者，伴有其他先天畸形，发生率约为 1/1 000。唇裂以男宝宝多见，腭裂则以女宝宝多见。

（一）唇、腭裂的分度

唇裂分度（表 3-2），腭裂分度（表 3-3），各可分为 3 度。单纯唇裂除造成面部畸形外，对吸吮和发音功能影响较小。

表3-2 唇裂的分度

| 程　　度 | 表　　现 |
| --- | --- |
| Ⅰ度 | 唇裂仅限于唇红部 |
| Ⅱ度 | 超过唇红部,但未到鼻孔 |
| Ⅲ度 | 整个上唇裂开,并通向鼻孔 |

表3-3 腭裂的分度

| 程　　度 | 表　　现 |
| --- | --- |
| Ⅰ度 | 腭裂为软腭及悬雍垂裂 |
| Ⅱ度 | 软腭和部分硬腭裂开 |
| Ⅲ度 | 自软腭、悬雍垂至牙槽突整个裂开,常同时伴有唇裂 |

引自：SHEENA REILLY, JULIE REID, JEMMA SKERT, et al.《唇裂、腭裂或唇腭裂婴儿的母乳喂养指南》2013年修订版.育人母乳喂养促进中心.

（二）唇腭裂早产儿喂养困难的原因

腭裂时由于鼻腔与口腔相通,吸吮时不能在口腔内形成负压,加之部分早产儿吸吮能力较弱,致使吸吮困难,吞咽乳汁时易从鼻腔溢出,发生呛奶。

（三）唇、腭裂早产儿的母乳喂养姿势与方法

唇裂与腭裂均需手术治疗,但在生命初期需迅速解决的问题不是立即行手术修补,而是喂养。对于唇、腭裂早产儿,正确的喂养方式能有效地降低早产儿发生呛咳、上呼吸道感染及吸入性肺炎的发生率。同时,也能更好地满足早产儿的营养需要。

1. 吸吮—吞咽—呼吸功能足够协调的早产儿

单纯Ⅰ度唇裂、Ⅱ度唇裂但不伴有腭裂是可以由母

亲亲自喂的。

**2. 维持早产儿口腔吸吮动力**

喂奶前先将早产儿的头、肩枕于母亲喂养乳房一侧的肘弯部，口含住乳头及大部分乳晕，母亲用手指压住唇裂处。

**3. 母亲的手法**

母亲的大拇指放在乳房上方，其余四指放在乳房下方托起乳房，便于早产儿吸吮，同时充分挤压乳窦，利于乳汁排出。

**4. 防止呛奶**

整个喂奶过程中，保持头高身低位，注意观察早产儿的面色及吞咽情况。哺乳后将早产儿轻轻抱起，轻拍背部，使其咽下的空气排出，保持右侧卧位，将早产儿上半身抬高，以防溢奶吸入气道而发生意外。

**5. 吸吮—吞咽—呼吸协调功能较弱或Ⅲ度唇裂的早产儿**

建议使用小汤匙或滴管喂养。尽管如此，妈妈仍应坚持泵出母乳，给予早产儿母乳喂养。

（1）姿势：喂养时可将早产儿抱在腿上。

（2）方法：将泵出的母乳选用小汤匙或滴管进行喂养。注意选用平底塑料材质的小汤匙，因为金属材质的小汤匙太硬，容易损伤早产儿。

**6. 唇裂伴腭裂早产儿**

建议用小汤匙或腭裂早产儿专用奶瓶喂养。唇裂伴腭裂早产儿通常难以在哺乳或奶瓶喂养时保持口腔密闭状态,因此难以或无法产生足够负压以吸出乳汁。特需喂奶器是一种特殊的奶瓶(图3-1),可用于帮助唇裂伴腭裂早产儿喂养。

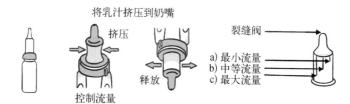

将乳汁挤压到奶嘴

挤压

释放

控制流量

裂缝阀

a) 最小流量

b) 中等流量

c) 最大流量

**图3-1 特需喂奶器**

(1)姿势:喂养时可将早产儿竖直放在自己的腿上进行喂养,这种姿势可以防止乳汁向早产儿鼻腔里倒流。

(2)方法:时常拍拍早产儿的背部,使其把胃中过多空气通过打嗝排出,喂养的时间一般限制在30分钟之内,以避免早产儿产生疲劳。

(3)特殊情况:处理此类早产儿在喂养中经常会出现咳嗽和乳汁从鼻中流出的情况。处理方法及步骤:立即暂停喂奶;将早产儿抱起,轻拍其背部;然后擦净鼻孔,用手指或棉签取出卡在腭裂部位的奶瓣或食物;观察其面色、呛咳情况,如果早产儿面色红、呛咳停止则可以继续喂奶,如果仍在呛咳或哭闹的,继续轻拍其背部,安抚待安静后再喂奶,如果此现象发生频繁,应调整早产儿的体位。

## 二、慢性肺病早产儿的母乳喂养

（一）预防慢性肺病早产儿的喂养

1. 早开奶

生后 24 小时内即开奶，早期给予微量喂养，首选母乳。

2. 谨慎加奶

不超过 20 mL(kg·d)，如遇潴留频繁等喂养不耐受的情况，可根据相应流程处置（图 3-2）。

3. 喂养方式

纠正胎龄＜32 周的早产儿给予鼻饲喂养，之后可以根据病情开始训练其吸吮能力，从全鼻饲逐步过渡至部分鼻饲，目标达到全口服喂养。

（二）慢性肺病早产儿的住院期间的喂养

1. 少量多次喂养

每 2 小时喂养 1 次，甚至可以每 1 小时喂养 1 次，这样可以减少呼吸暂停和呼吸困难的发生。如果一次较多的奶量进入到胃里，可能会造成胃部过度膨胀，膈肌过度上抬，胸腔空间减少，会增加呼吸困难风险。

2. 喂养方式

建议将母乳泵出来，放在奶瓶里喂养。一方面，此类早产儿住院时间且机械通气时间长，容易出现吸吮后面色发绀、呼吸急促等表现；另一方面，早产儿大多吸吮力弱，直接吸吮消耗的能量会比较多，加上吸吮—吞咽协调功能不完善，容易出现呛奶的情况。

住院新生儿精细化母乳喂养技术

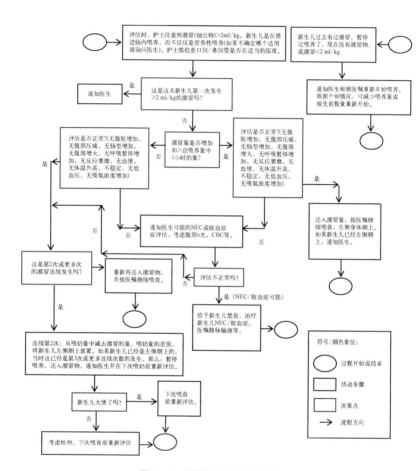

**图 3-2 喂养不耐受处置流程图**

引自：TJ Butler, LJ Szekely, JL Grow, et al. A standardized nutrition approach for very low birth weight neonates improves outcomes, reduces cost and is not associated with increased rates of necrotizing enterocolitis, sepsis or mortality. J Perinatology. (2013)33，851-857.

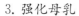

3. 强化母乳

为了追赶生长,建议添加母乳添加剂。

4. 喂养时间

每次喂养的时间控制在 15～20 分钟,以防过于疲劳。需要注意观察其吸吮疲劳的表现,是否有暂停吸吮、精神欠佳、面色略紫。若有,应暂停喂奶,让早产儿休息一段时间再酌情考虑是否继续喂养。

(三) 慢性肺病早产儿的后期喂养

1. 低流量吸氧

慢性肺病早产儿由于本身肺部未发育成熟,换气能力低下,再加上吃奶过程中的体能消耗大而引发缺氧症状。故需在喂奶时给予吸氧,并采取吃与停相结合的方式以缓解缺氧症状。

2. 注意观察

宜采取上半身抬高的侧卧位进行喂养,以减轻早产儿的喂养压力。如果喂奶过程中,奶液从早产儿口鼻喷溅出来,这个时候需要立即停止喂奶,将其竖抱起,拍背部直到早产儿大声地哭出声音。

3. 远期

在之后的一两年内,早产儿会长出新的肺组织,随着生长发育,大部分慢性肺病的早产儿也会逐渐好转。

## 三、喉软骨软化和气管软化早产儿的母乳喂养

正常人的喉软骨既有弹性又有一定的支撑力量,松

弛有度。而软化的喉软骨软弱无力,吸气时阻塞喉部入口,或旁边的皱襞互相靠拢,让喉腔变窄,吸气时气流经过变窄的喉腔产生喉鸣,故无法支撑早产儿的吞咽、呼吸动作。气管软化是儿童呼吸道不可逆阻塞的原因之一,最常见于出生后 2 周发病,出生 6 个月时症状最为严重,之后稳定并逐渐缓解,18～24 月龄时症状消失。

（一）气管支气管软化的分度

是指气管支气管壁在呼气时动力性内陷,导致管腔内径缩小,可分为三度（表 3-4）。

表 3-4　气管支气管软化分度

| 程　度 | 表　现 |
| --- | --- |
| 轻度 | 气管支气管直径内陷≥1/3 |
| 中度 | 气管支气管直径内陷≥1/2 |
| 重度 | 气管支气管直径内陷≥4/5 接近闭合,看不到圆形管腔 |

引自：江沁波,刘玺诚,江载芳,等.小儿气管支气管软化症临床表现及纤维支气管镜诊断研究[J].中国实用儿科杂志,2002,17(5)：277-279.

（二）喉软骨软化临床表现

1. 轻度喉软骨软化的早产儿

间断性、低音调、吸气性喉喘鸣,在哭闹、进食及仰卧位时加重。

2. 中到重度喉软骨软化的早产儿

可伴有喂食困难、胃食管反流、生长停滞、发绀、间歇性完全阻塞或心力衰竭,极重度者可窒息死亡。

（三）气管支气管软化临床表现

慢性咳嗽、呼吸困难、反复下呼吸道感染和反复喘

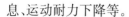

息、运动耐力下降等。

(四) 喂养注意点

1. 喂养途径

母亲可把母乳泵出后采用管饲喂养。因此类早产儿在经口喂养时易导致吞咽—呼吸节奏混乱,氧合水平和心率受到影响,容易出现更多的低氧合、吸入或呛奶等的情况。

2. 喂养方法

容易胃食管反流的早产儿,可采用持续喂养或间歇持续喂养,根据肠道耐受情况输注。

3. 体位

喂奶后置早产儿侧卧位。左侧卧位与俯卧位可减少胃内容物反流,有利于分泌物和呕吐物的引流。

## 小贴士

胃食管反流指的是胃的内容物进入食管,伴随或者不伴随反流和呕吐。早产儿胃肠道不成熟,胃中的食物很容易在体位变动、腹部受压或者进食速度过快、量过大的情况下返回到食管当中。吐奶是常见的问题,我们也常称为是生理性的或者没有其他并发症的胃食管反流。吐奶虽常发生在进食后不久,但也会发生在进食1～2小时后。

4. 监测生长发育

注意此类早产儿对营养的需求。因患儿呼吸费力会消耗大量能量,且持续泵奶时,脂肪球会黏附在注射器管壁上,损失营养摄入量。泵奶的过程中如发现脂肪与母乳中的水相分离的情况(图 3 - 3),应将注射器针头向上,保证脂肪的摄入。另外需要注意患儿体重的监测。

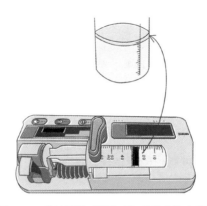

图 3 - 3　持续泵奶时脂肪球与母乳中的水分离

## 四、母乳性黄疸

母乳性黄疸存在两种不同的情况,一种是由于出生早期母乳不足导致的血清胆红素水平增高。另一种是由于母乳中某些成分导致血清间接胆红素消退延迟。

(一) 母乳喂养不足性黄疸

此类高胆红素血症与母乳喂养本身无关,但是与母乳喂养摄入量不足有关,所以应称为"母乳喂养不足性黄疸"更好。

(二) 母乳性黄疸

由于母乳某些成分的作用,影响了胆红素的代谢,确切的原因还不是十分清楚。真正意义上的母乳性黄疸应该是在喂养充足的情况下，排除其他病理因素后的高胆红素血症。

（三）喂养注意点

1. 母乳喂养不足性黄疸的预防

成功的母乳喂养是关键。

（1）早期有效吸吮与足够的奶量。早期胆红素水平与摄入母乳量成负相关，与吸吮的频率有间接相关性。吸吮能力有限的早产儿，可在直接吸吮乳头的基础上，将剩余的母乳用吸奶器吸出后再补充喂养，以弥补亲自吸吮时摄入量的不足。同时，吸空剩余母乳有利于泌乳量增多。

（2）尽早排出胎便，必要时采用生理盐水灌肠，尽早排完胎便。

（3）母婴亲密接触，早产儿与母亲之间亲密的皮肤接触和母婴同室。

2. 母乳性黄疸

大多数情况下没有必要中断母乳喂养。

（1）早产儿黄疸不需要停止或中断母乳喂养。

（2）胆红素水平达到光疗标准接受光疗时，也应允许并安排母亲母乳喂养和照顾早产儿。

（3）胆红素水平接近换血线值，准备换血或血清胆红素水平的增加速率高于 0.5 mg/h，此时可暂停母乳喂养，但也可以每光疗 3 小时，给予母乳喂养 30 分钟，并不会影响光疗的效果。

（4）对于极少数的严重高胆红素血症情况，可能有必要中断母乳喂养,采用光疗或换血疗法。可以先将母乳保存起来,如果不能保存母乳,在采用配方奶喂养时,鼓励母亲每3小时将母乳吸出,以保证母亲持续泌乳。

## 五、小结

母乳喂养中碰到早产儿合并其他疾病问题,应鼓励早产儿母亲积极面对。给予与疾病有关的科学母乳喂养知识,以增强早产儿家属的信心。母乳性黄疸大多没有必要中断母乳喂养。成功的母乳喂养的重点是促进新生儿有效吸吮及胎便的早期排出。对于有必要中断母乳进行光疗或换血的早产儿,可以让母亲先将母乳保存起来。出院前后如何指导此类早产儿家属相对应的喂养与观察处理的方法,是体现优质护理成败的关键。

(王玥珏)

# 第三节　母乳喂养中的母亲问题

## 一、乳房肿胀

泌乳期乳房会出现一些常见问题,这些问题大多数都可以预防和缓解。但这些问题对于初为人父母的新手爸妈来说会造成他们紧张、无助和焦虑。科学和严谨的评估以及正确的健康宣教,可以让年轻的父母们找到解

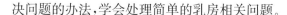

决问题的办法,学会处理简单的乳房相关问题。

如何区别正常和肿胀的乳房。

**1. 正常的乳房充盈**

(1)很多母亲在泌乳Ⅱ期乳汁增加时,会感受到乳房的正常胀奶。

(2)泌乳素激增会使乳房的血流量增加,同时伴有乳汁增多和间质组织水肿,这些是导致大部分母亲乳房充盈的原因。

(3)乳房充盈与不正常的肿胀是存在区别的。乳房充盈和乳房肿胀的母亲都可能有乳房红、肿、热、痛的感觉,区别在于乳腺管是否通畅。表3-5列举了乳房充盈和乳房肿胀的区别。

表3-5 乳房充盈和乳房肿胀的区别

| 要 点 | 乳 房 充 盈 | 乳 房 肿 胀 |
| --- | --- | --- |
| 时间 | 可发生在整个哺乳期间,皮肤温度升高(热) | 多发生在早期乳腺导管没有通畅期间,或长时间未排净乳汁时 |
| 表现 | 乳房发硬,皮肤颜色正常,乳汁流出通畅,不发热 | 乳房皮肤温度升高,乳房看上去紧绷,特别是乳头部分发亮,甚至发红,并可感到疼痛,乳汁流出不畅,可能持续发热24小时 |

**2. 预防肿胀**

母婴分离下,早产儿不能吸吮,要指导母亲用手挤奶或用吸奶器将乳汁吸出,保证乳腺管的畅通。原则为高效、频繁地排出乳汁。

（1）挤奶前采用以下方法刺激喷乳反射，如：热敷乳房或热水淋浴；按摩颈背部；用润滑剂（如橄榄油、乳房按摩凝胶、乳汁等）轻轻按摩乳房，减少因按摩对乳房皮肤摩擦造成的损伤；刺激乳头；帮助母亲放松，挤奶后可以冷敷乳房减轻水肿。

（2）选择能够类同生理性刺激、促进乳汁分泌的吸奶器，使用吸奶器时选择模拟婴儿吮吸模式。

## 二、乳房肿块

当乳汁不能由乳房中排出时，乳房的部分乳腺管被浓稠的乳汁堵住，就会发生乳腺管堵塞而引起乳房肿块，若不及时处理可能发展成乳腺炎。

（一）乳房肿块处理方法

1. 热敷和按摩

在挤乳前进行热敷和温柔按摩。挤乳时轻柔地按压结块，可以帮助乳汁流出。

2. 有水疱时，可以用热水浸泡乳头

水疱排出后，会先流出"干酪样"乳汁，随后是正常乳汁。水疱也可能需要专业医务人员使用消毒后的无菌针刺破，反复复发需要经常针刺，这时需要向母亲示范如何自己处理。

（二）其他乳房淤积情况

在乳汁被挤出时，乳汁呈面条状或为脂状物的长条物。这种情况可能是堵塞区域的质地较粗糙，加上乳汁较浓稠所致。建议在母亲的饮食中添加含有多不饱和脂肪和卵磷脂的食物来改善这种情况。

### 三、乳腺炎和脓肿

乳腺炎可以由乳房过度充盈发展而来，也可由乳腺管阻塞而产生。

（一）乳腺炎和乳房肿胀的区别

乳房肿胀累及整个乳房，且通常为两侧乳房。乳腺炎往往影响乳房的局部，通常在一侧乳房。

（二）乳腺炎发生相关因素

导致乳房排空低效和乳汁淤积的因素都可以引起乳腺炎：

（1）不定时、中断或不稳定的挤奶模式。

（2）突然改变挤奶的次数。

（3）母亲或婴儿患病。

（4）夜间过长时间不进行挤奶。

（5）乳汁分泌量过多。

（6）母婴分离。

（7）突然中断挤奶。

（8）吸奶器不正确使用。

（9）乳头皲裂或损伤：研究表明，会提高感染的可能性。

（10）母亲的压力和（或）疲劳。

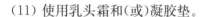

（11）使用乳头霜和（或）凝胶垫。

使用霜状或液体状产品会改变乳头和乳晕上皮细胞的 pH 值，并且堵塞蒙哥马利腺体改变其分泌物，从而使乳晕的天然保护性降低。同时可能也会损伤到乳头，与其他因素共同作用下或单一情况下引发乳腺炎。琼森等研究发现，一天多次使用乳头霜与乳腺炎发生率增加有关。

（三）乳腺炎的预防

1. 接受正确的母乳哺育教育和信息

教育的内容包括：早期频繁挤乳的重要性；选择合适的泵乳器和适当的泵乳器压力；告知其常见的诱发因素；乳腺炎早期症状和表现。

2. 强调母婴分离时夜间应该挤乳

挤乳间隔时间不超过 4 小时。避免长时间不泵乳引起的乳汁淤积。

3. 每次挤乳时要学会检查乳房状态

挤乳后按摩乳房避免有结块，保证乳房处于完全排空状态。

4. 保证充足的休息和营养

产妇保证充足的休息，良好的营养，指导产妇使用手挤乳的方法，有助于更好地排出乳汁。

5. 有既往病史应特别注意

有乳腺炎既往病史或接受过乳房手术的母亲需要特别警惕，防止乳汁淤积。

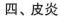

## 四、皮炎

皮炎可以在身体任何一个部位的皮肤上出现,包括乳房。皮炎可以由接触性的过敏引发,病毒性皮炎与可能单纯疱疹病毒感染有关,细菌性皮炎可能与葡萄球菌感染有关。

（一）乳头湿疹

常见症状是发红、结痂、渗出、鳞屑、龟裂、大水疱、剥皮（裂缝）或苔藓样改变。母亲常主诉烧灼感和瘙痒,湿疹可发生在乳晕上,也可超出乳晕范围。双侧乳头都可能被感染,可以在挤乳后局部使用皮质类固醇。湿疹的感染表现是黄色溢液,可以局部使用皮质类固醇联合抗生素治疗。

（二）过敏性接触性皮炎

这种皮炎会有相似的接触史,多由使用羊毛脂、润滑膏或含蜂蜡或甘菊的软膏引起。在产妇就诊时应询问乳头上是否使用过膏类物质。

（三）银屑病

一种慢性的自身免疫性疾病,可以发生在乳房的任何一个区域,常见症状是粉色斑块,湿润,少量或无鳞屑。

（四）脂溢性皮炎

通常发生在乳房的褶皱处。在发红的基底部有白色或黄色油脂样鳞屑,可以局部应用酮康唑、锌或硫化硒制剂。

（五）乳腺念珠菌感染

白色念珠菌是人体共生菌,当真菌和宿主的 pH 平衡被打破后,这种共生关系就被破坏了。干燥完整的皮肤可以抵抗白色念珠菌的感染,当温暖潮湿的乳头遭受损伤后,为白色念珠菌的滋生提供了繁殖和感染的环境。白色念珠菌可以以多种形式存在,可以从乳头表面的球状细胞到能够渗透入细胞壁的侵袭性形式。感染的乳头会发红、发亮和表皮脱落,或仅仅是粉色的皮肤;乳晕会有不规则的发亮融合区。母亲会主诉乳头处有烧灼感、瘙痒和刺痛,部分母亲也主诉乳房有灼热感和放射性疼痛,或乳汁溢出时的疼痛,这需要与有同样临床表现的细菌感染或乳头血管痉挛相鉴别。通过细胞培养可以确诊念珠菌属。克霉唑和咪康唑是推荐的局部治疗药物。安抚奶嘴是一个继发的感染源,因此与新生儿口腔接触过的所有东西每天都必须煮沸或清洗。

## 五、乳头疼痛和损伤

在孕晚期和泵乳早期,由于乳头的敏感度增加,乳头会有轻度的压痛,这是正常现象。通常这种疼痛的高峰集中在产后 3~6 天,随着乳汁产量的增加,疼痛也会随之减轻。在乳汁移出前,持续增长的负压会使乳头压痛加剧。随着乳汁的移出,这种疼痛会减轻。如果疼痛剧烈、疼痛的时间超过 1 周、在泵乳的全程中都会感到疼痛,这些都是不正常的现象,要进行干预。

泵乳过程中的疼痛应检查泵乳器的喇叭口是否与乳头的大小相匹配。过小的喇叭口在每次挤乳时会来回摩

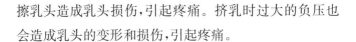

擦乳头造成乳头损伤,引起疼痛。挤乳时过大的负压也会造成乳头的变形和损伤,引起疼痛。

## 六、母亲泌乳量不足

乳汁不足定义为母亲未能制造满足婴儿生长发育所需的足够乳汁。乳汁生成不足系指泌乳量未能随时间增加,强调授乳妇女乳房内的乳汁存量。乳汁分泌不足仍然是现今全球性母乳哺育终止的主要原因。泌乳量低可有多种诱因,通常是多因素造成。

### (一)早产对泌乳生理的影响

了解泌乳和母乳喂养各种影响因素的机制,可以帮助分析泌乳延迟或泌乳量不足的原因。乳汁的分泌包括泌乳启动和泌乳维持两个阶段,积极启动泌乳和有效维持泌乳能使早产儿享受到初乳的保护作用,维持足够长时间的母乳喂养可促进其远期的代谢保护和神经发育。早产儿母亲常常因为妊娠期短、乳腺细胞活化不充分、内分泌调节功能紊乱,抑制喷乳反射或延迟泌乳启动,从而容易引起泌乳困难。有研究显示,泌乳启动延迟的妇女母乳喂养持续时间短的风险更大。与足月儿母亲相比,早产母亲产后 6 周每天泌乳量不足 500 mL 的风险要高3 倍。美国学者研究发现仅有 10%～37%的早产母亲实施母乳喂养,而这部分人中在早产儿出院时仅有 50%仍继续母乳喂养,这些数据提示早产儿的母乳喂养比足月儿更困难,更需要医务人员重视和早期的干预,来预防远

期母乳不足。表3-6列举了常见导致泌乳启动延迟或
失败的高危因素。

表3-6　常见导致泌乳启动延迟或失败的高危因素

| 高 危 因 素 | 高 危 因 素 | 高 危 因 素 |
| --- | --- | --- |
| 年龄>30岁 | 产后一周服用含有激素的避孕药 | 糖尿病 |
| 泌乳Ⅱ期延迟 | 乳房手术/损伤 | 高血压 |
| 初产妇 | 胎盘残留 | 分娩应激 |
| 早产 | 甲状腺功能减退 | 紧急剖宫产 |
| 心理压力/疼痛 | 脑垂体功能减退 | 哺乳前喂养,早吸吮的延迟 |
| 吸烟 | 卵巢卵泡膜黄体囊肿 | 围产期喂哺频率低 |
| 多囊卵巢综合征 | 体重超重或肥胖 | 伴有希恩综合征的产后出血 |
| 乳头扁平或凹陷 | 乳腺腺体组织发育不足 | |

引自：Nommsen-Rivers LA, Chantry CJ, Peerson JM. Delayed onset
of lactogenesis among first-time mothers is related to maternal obesity and
factors associated with ineffective breastfeeding. Am J ClinNutr, 2010,
92(3): 574 - 584.

(二) 早产母亲泌乳支持

依据泌乳生理机制,对早产母亲的泌乳支持可分为
两个时间段,即分娩后第一周和分娩后一周至出院。

1. 分娩后第一周

产后第一周经历泌乳启动,进入泌乳建立期,这个时
期通过早吸乳、双侧频繁吸乳以及皮肤接触等方法刺激
母亲体内血清催产素、催乳素水平上升,增加泌乳量。

（1）母乳宣教和知情选择。虽然很多家庭都知道母乳喂养好，但却不知道不进行母乳喂养的风险。医护人员应该对所有妊娠期的妇女进行一对一的针对性宣教。

从母乳成分和母乳喂养对母婴的健康益处的角度进行宣教，使早产儿父母明确母乳喂养对早产儿的重要性。母乳对其新生儿有特异性，早产儿母乳比足月儿母乳含有更多蛋白质、脂肪和热量，这些含量差异能维持至少29 天。母乳除了提供完整的营养外，还具有免疫保护作用，如母乳中的 sIgA、乳铁蛋白、溶菌酶、寡聚糖和生长因子，能增加早产儿的免疫防御功能。母乳喂养能降低早产儿患近期及远期疾病的风险。让父母明确喂养的选择，树立母乳喂养的信心和决心。

有条件的妇幼保健院应对有早产风险的父母进行母乳喂养方面的介绍，告知父母准备相应的用品如泵乳器，消毒锅等。多项研究显示系统化的哺乳支持健康教育可使泌乳启动显著提前。

医护人员应具备专业的知识和技能，包括掌握早产母亲维持有效泌乳的原则和措施；母乳的收集、处理和储存方法；早产儿发育支持护理方法等，以提供相应的指导。

早产儿母亲更愿意在早产儿身上倾注更多的心血，给予其更特别的照顾。医护人员应通过积极有效的宣教和医护沟通，使早产儿父母了解母乳对早产儿来说不仅是最好的食物，也是帮助其建立健康肠道免疫必备的治疗手段,促使早产儿母亲在早产儿娩出后尽早挤乳。

有母乳库的中心可以在宣教时告知捐赠母乳的相关内容,告知捐赠母乳的好处、捐赠母乳的风险及捐赠母乳喂养的时间,尊重其知情和选择权,根据中心母乳库的运行情况决定早产儿捐赠母乳喂养的时长(具体内容详见本章第四节母乳库管理)。签署母乳喂养和捐赠母乳喂养知情同意书,知情同意模板详见附录。

(2)产后早吸乳。WHO 和 UNICEF 的促进母乳喂养成功十条措施中指出,要帮助母亲在分娩后 30 分钟内开始母乳喂养,即早接触、早吸吮。早吸吮能促进泌乳启动的发生,这与早吸吮刺激乳头神经末梢传入垂体前叶,使催乳素释放增多有关。但早产儿和危重新生儿由于出生即被送入 NICU,导致母婴分离,无法吸吮妈妈乳头,所以医护人员应鼓励无禁忌证的母亲在分娩后尽早开始挤奶。24 小时挤奶 8~12 次,两次挤奶时间不超过 4 小时。医护人员应协助早产儿父母树立正确的对于初乳量的期望,即正常情况下生后最初 24~48 小时的初乳量分泌得很少,甚至只有几滴,避免焦虑。

研究发现自然分娩和剖宫产产妇分别于产后 24 小时、48 小时进行每天一次的乳房按摩,可有效促进泌乳启动,使乳房充盈时间明显缩短,这与按摩乳腺后加速乳房排空,反射性地刺激脑垂体分泌催乳素有关。疼痛抑制催乳素的分泌,影响泌乳启动。Parker 等研究显示极低出生体重儿母亲在产后 1 小时内开始吸乳与产后 1~

6 小时吸乳、产后 6 小时后开始吸乳相比,能够增加产后
第 7 天、第 3 周和第 6 周的日平均泌乳量;且三组泌乳量
相比显示:开始吸乳的时间越早,远期日均泌乳量越高。
对存在合并症及生后即面临母婴分离的早产母亲来讲,
医护人员需尽可能做到一对一的宣教和指导,以便更好
地实现早接触、早挤乳。

（3）皮肤接触。2017—2018 年 WHO 发布的更新
后的《促进母乳喂养成功的十项措施》中的第 4 条建议
"婴儿出生后立即(或者 5 分钟内)开始进行皮肤接触,并
且持续 1 个小时或更久"。研究发现,皮肤接触能降低早
产儿发生低体温、呼吸暂停和心跳暂停的风险,促进睡
眠,促进体格和神经系统发育。皮肤接触时,早产儿的吸
吮和手部按摩胸部的动作让母亲体内的催产素水平升
高,能够提早泌乳启动的时间,促进子宫复旧、喷乳反射
的发生,同时建立了母婴之间感情的纽带。目前国内越
来越多的医院开始尝试让早产儿与其父母进行皮肤
接触。

（4）双侧吸乳和吸乳频率。刺激频率和乳房排空速
度直接关系到母亲的泌乳量。Prime DK 等研究发现双
侧吸乳可引发更多的喷乳反射。在母婴分离的情况下,
建议通过电动双侧吸乳器来帮助母亲排出乳汁。要求早
产母亲每天定时吸乳 8～12 次,白天至少 3 小时一次,晚
上至少 4 小时一次,每次 10～15 分钟。同时应该使用模
拟婴儿吮吸模式的双侧医用级电动吸乳器可以高效刺激

泌乳。这种独特的人类婴儿吮吸模式,其特点是速度快、吮吸压力相对强、间歇停顿。它更符合人的生理特点,从而达到刺激乳头、促进催乳素分泌的效果。但产妇在医院中时间较短,如果有泌乳量不足高危因素的产妇需要使用医用级泵乳器,医院可通过租借的方式提供给需要的母亲,增加其泌乳量。

(5)吸乳配合手挤按摩。研究发现使用吸乳器时辅以手按摩和手挤,可增加乳房排空度,增加泌乳量。Morton 在 2012 年研究发现吸乳配合手挤能增加泌乳量,提高早产产妇的吸乳顺应性和舒适度。Fewtrell 使用多因素回归分析研究早产儿母亲泌乳的影响因素,结果显示双侧吸乳比单侧吸乳增加吸乳量 109 g/d,有更多的早产产妇在产后 10 天内能够分泌充足乳汁(按日均泌乳量达 500 mL 认为充足)。因此,在早产儿住院期间母婴分离时,建议早产产妇每天 8~12 次双侧挤乳,并结合手挤和按摩乳房。

(6)母乳量目标。足月儿母乳喂养是为了满足逐渐增长的食欲和生长的需求,其喂养安排是按需求变化的;而住院的早产儿母亲的情况比较特殊,虽然常常维持同样的吸奶频率,但随着住院时间的延长,泌乳量会有所下降。研究结果显示,对超低出生体重儿的母亲而言,出生后 6~7 天内的平均泌乳量基线能预测其生后 6 周是否有充足的泌乳量。虽然有证据表明,早产儿出生后的早期阶段是刺激或规划后续母乳量的关键时期,但 NICU

早产儿的母亲很少能从医务人员处获得这些明确的信息来采取行动。故在 NICU 中住院的早产儿母亲要明确产后 1～2 周的泌乳目标(表 3-7)，即产后 14 天达到奶量750～800 mL/d。当早产儿母亲在产后 2 周不能达到理想的泌乳量时，医护人员应积极地查找原因，做出快速评判和积极干预。如泌乳量小于 350 mL/d 时，应立即引起重视，处理方法包括吸乳前放松、增加吸乳次数、用吸乳器前先手挤奶、吸乳前乳房按摩等。

**表 3-7 产后 10～14 天时的泌乳目标**

| 分　类 | 目　标 |
| --- | --- |
| 理想 | ≥750 mL |
| 底线 | 350～500 mL |
| 母乳不足 | ≤350 mL |

引自：Meier PP，Engstrom JL，Patel AL, et al. Improving the use of human milk during and after the NICU stay. Clinics in Perinatology，2010，37(1)：217-245.

(7) 吸乳日记。住院早产儿母亲鼓励其每天记录泵乳日记，可通过微信平台等方式将信息发送给医护人员，帮助医护人员评估母亲每天的泌乳情况。吸乳日记提供了客观的、可量化的信息，并可将优秀的吸乳日记记录分享给其他早产儿母亲。临床还可以按照单位时间内的泌乳量来计算 24 小时泌乳量，例如：距上次排空乳汁 3 小时后，早产母亲泌乳量有 90 mL，那么 90 mL÷3＝30 mL/h，得出 24 小时泌乳总量为 720 mL。有研究显示，延长吸乳日记的记录天数能增加 17mL/天的泌乳量。

除了吸乳日记外,医护人员还需指导早产母亲应对诸如乳胀、乳房肿块、吸乳疼痛等问题,采取适当的措施缓解症状,保证舒适哺乳的同时促进乳汁有效移出。

（8）增加乳房排空。泌乳启动后,乳腺需要吸乳刺激,才能在整个哺乳期持续进行泌乳活动。在泌乳维持阶段,有效频繁地排空乳房是维持泌乳的必要条件。为了增大泌乳量,建议吸乳至乳汁停止流出后 2 分钟来增加乳汁的排出。另外,吸乳负压与乳汁流速有关,新生儿的口腔负压在 $-60\sim-170$ mmHg。若负压过大,不仅不利于吸乳效果和舒适性,还可能造成乳房损伤,影响母乳的顺利流出,造成乳头损伤。因此建议吸乳时使用最大舒适负压,即将电动吸乳器从最小负压开始逐渐增加,至感觉稍有不适时减低一档,此时完成 80％吸乳量的时间为 7 分钟,而固定负压(125 mmHg 或 75 mmHg)时完成 80％吸乳量的时间显著延长。同时有效排空乳房,才能维持泌乳功能。在最大舒适负压时乳房的排空程度约为 70％,与婴儿直接哺乳的 67％相当,说明在母婴分离下,母亲在最大舒适负压下吸乳可达到维持泌乳的效果。

### 小贴士

吸乳时注意选择合适的吸乳护罩(喇叭口),适合的吸乳护罩可以避免对乳腺导管的压迫,从而确保乳房的排空和保持最大流量。

（9）放松技巧。为保证有效排乳,维持泌乳量,除了在最大舒适负压下双侧频繁吸乳外,母亲的信心、精神状态、休息、营养也是维持泌乳的必要条件。产妇可尝试吸乳前从视觉、(孩子的照片或视频)、听觉(音乐、孩子的声音)、味觉(同样的杯子,同样的温热饮料,最好每次都一样)、嗅觉(孩子的衣服)以及触觉(同样的吸乳场所和同一个座位等)等方面刺激喷乳反射,开始吸乳。很多实践证实,通过多种感官刺激,标准固定的流程,更容易刺激奶阵。另外,哺乳前冲个热水澡或肩膀按摩热敷也能够帮助刺激奶阵。

（10）家庭的支持。家人的支持和参与在成功母乳喂养过程中有不可或缺的作用。产后初期,医护人员可列表告知家庭成员需要做的事情。如费城儿童医院列出早产家庭成员在产后要做的10件事,而产妇的任务就是"吃好、睡好、吸乳及探望孩子"。有研究发现,在初产妇产后,早产儿父亲积极参与母乳喂养,能够显著提高产后早开奶和母乳喂养持续时间。家庭、社会、医院共同支持,母乳喂养成功率会更高(表3-8)。

表3-8　父亲对母乳喂养支持的工作表

| 父亲为母乳喂养所做的十项工作 |
| --- |
| 1. 正确安装吸乳器及配件 |
| 2. 开机,按泌乳键,进入泌乳启动程序 |
| 3. 调节负压,让妈妈在舒适负压下吸乳 |

（续表）

| 父亲为母乳喂养所做的十项工作 |
| --- |

4. 当妈妈吸乳结束后，收集初乳，不要浪费任何一滴初乳

5. 在储奶瓶上贴好标签，标签内容：宝宝姓名、床号、住院号、妈妈吸乳日期、时间、奶量

6. 初乳按照妈妈吸乳的次序编号，直到妈妈单侧乳房吸出 20 mL 乳汁

7. 将与乳汁或乳房接触的配件彻底拆开，并用热水（加入奶瓶清洗剂）清洗，然后漂洗干净，晾干

8. 每次留取母乳前都要进行消毒泵乳配件

9. 记录泵乳日记

10. 产后及早吸乳，一旦收集到初乳应及时送至病房进行口腔护理

引自：HUNTER T，CATTELONA G. Breastfeeding initiation and duration in first-time mothers：exploring the impact of father involvement in the early post-partum period. Heah Promotion Perspectives，2014，4(2)：132 - 136.

## 七、哺乳期母亲用药

早产儿母乳喂养的益处虽然更为突出，但所面临的担忧却也更多。一方面，早产儿母亲多数存在妊娠期并发症或合并症，分娩后更有可能会使用药物；另一方面，早产儿器官发育不成熟，对药物的代谢能力更低，哺乳对早产儿的安全性需要更为详细周密的考虑。迄今为止，绝大部分药物没有针对孕产妇或胎儿做过临床药物试验，也没有针对哺乳期用药对早产儿的影响做过研究，因此大部分药品说明书缺乏关于哺乳母亲使用药物的准确信息，也没有明确说明母乳中的药物含量。在这种背景

下,出于谨慎,从安全的角度考虑,大部分的说明书都不建议哺乳期妇女使用其药物,有些说明书采用美国食品与药品管理局(U.S. Food and Drug Administration, FDA)的妊娠用药分类,有些用药说明书则采用禁用、慎用、忌用、不建议使用、不宜使用、避免使用、暂停哺乳等词。所以,妇产科和新生儿科医生在给哺乳期妇女选择用药时,应注意选择既能治疗疾病,同时又避免对母亲泌乳和早产儿健康带来潜在不良反应的药物,尽最大努力给危重早产儿进行母乳喂养。

越来越多的证据表明,绝大多数母亲可以在服药期间继续哺乳,对早产儿并无危害。单纯根据药物说明书上的慎用警告而随意停止母乳喂养通常是错误的,尤其对早产儿,因为采用人工喂养带来的伤害远远大于母亲用药情况下母乳喂养可能产生的伤害。尽管如此,由于有些药物的毒副作用较强,有些药物在母乳中会蓄积,临床医生在为哺乳期女性使用这些药物时或决定是否继续母乳喂养时,应充分考虑母亲用药和母乳喂养对早产儿的益处和风险,考虑是否存在更安全有效的替代药物、药物对泌乳是否有影响、药物在母乳中的浓度、早产儿经母乳喂养摄入的药物量、药物对早产儿的不良反应等,来避免或减轻药物对早产儿的可能影响。

(一) 确定乳母使用药物的必要性

1. 保守用药

(1) 征求母亲的配合,避免不必要的药物治疗,如非必须就不要使用药物。

（2）一些中草药、膳食补充剂和大量的维生素是非必需的，使用此类药物的风险可能大于益处。

（3）如存在母亲所用药物明确不能哺乳的情况，如使用化疗药物、放射性化合物，需停止母乳喂养，直到药物从母亲体内完全清除。

（4）如必须使用药物应选择相对新生儿剂量（RID）<10%的药物，RID超过25%的药物不宜使用。相对新生儿剂量（relative infant dose，RID）是经过体重矫正新生儿所获药量占母亲剂量的比率，即新生儿每天经母乳获得的药物剂量［mg/新生儿体重（kg）］/母亲每天摄入的药物剂量（mg/母亲体重）。约90%药物的RID<10%，只有约3%的药物RID>25%。

（5）应选择半衰期短、蛋白结合率高、口服生物利用率低或分子量高的药物。

（6）应注意个体化评估，如哺乳期用药对于新生儿特别是早产儿应更为谨慎，短期用药对新生儿影响较小，而长期用药所致累积作用会较为明显，产后早期母乳分泌量少，早产儿摄入母乳量少，影响较少，而全母乳喂养时影响则会较大。

2. 非药物疗法

（1）止痛药替代：放松技巧、按摩、热水浴。

（2）咳嗽、感冒或抗过敏类药物替代：盐水滴鼻液、空气加湿器或蒸汽。

（3）平喘类药物替代：避开已知的过敏原，尤其动物。

（4）抗酸药物的替代：少食多餐，睡觉时头部垫高，避免头部弯曲运动，避免产气食物。

（5）泻药替代：食用高纤维的麦片、梅子；早餐时饮用热水和每天摄入更多水分。

（6）止泻药替代：禁食固体食物 12～24 小时，增加流质食物的摄入；吃烤面包或苏打饼干。

（二）哺乳期常用药物对早产儿的影响

虽然大部分母亲用药对哺乳早产儿的影响较小，多数情况下停止母乳喂养可能比少量药物进入早产儿体内有更大的危险，但由于目前用药的种类、剂量、持续时间以及早产儿的母乳摄入量和状况不同，所导致的影响各不相同。了解哺乳期常用药物对哺乳早产儿的影响是必要的。

**1. 不良嗜好性用药**

（1）吸烟：母亲吸烟或被动吸烟可导致早产儿暴露于尼古丁和其他复合物（如重金属、氰化物及一氧化碳）。哺乳期吸烟可增加婴儿猝死综合征（SIDS）发生率，降低母乳的抗氧化能力，导致早产儿的行为改变。因此，无论从自身健康还是早产儿健康考虑，在妊娠期和哺乳期，母亲均应戒烟，同时避免被动吸烟。

（2）酒精：母亲使用酒精可减少母亲泌乳以及早产儿的母乳摄入量，影响早产儿的睡眠模式，干扰母婴互动,因此哺乳期应尽量避免过量酒精的摄入。

（3）咖啡因：只有当哺乳期妇女大量使用咖啡因,或早产儿肝脏代谢功能受损的情况下,才可能对早产儿造成影响（如激惹、兴奋性增加、睡眠障碍）。饮料或食物中的咖啡因含量各不相同,一般认为母亲每天摄入咖啡因剂量在 300 mg 以下对早产儿是安全的,但需要进行个体化评价。

（4）毒品：母亲使用毒品时禁忌母乳喂养。如大麻可影响早产儿神经系统的发育,延迟运动发育,使早产儿嗜睡,减少进食频率和进食时间。

2. 高血压和子痫前期用药

（1）利尿剂：哺乳期使用常规剂量的抗高血压利尿剂是安全的,因为氢氯噻嗪和氯噻嗪已有几十年的使用历史,尚未见对哺乳早产儿带来不良影响的报道,但需要注意,高剂量的利尿剂可抑制泌乳。

（2）β受体阻断剂：该类药物中,哺乳期使用最为安全的药物是普萘洛尔、拉贝洛尔和美托洛尔。阿替洛尔和醋丁洛尔进入乳汁的量较多,而且早产儿的排泄较慢,在哺乳期妇女应尽量避免使用。哺乳期妇女使用该类药物时,应加强对婴儿的监护,特别是心率、喂养、呼吸和活动情况。

（3）血管紧张素转换酶抑制剂：已做过研究的血管紧张素转换酶抑制剂包括贝那普利、卡托普利、依那普利和喹那普利。这些药物排泄到乳汁的量有限,尚未见对早产儿产生影响的报道。相关的血管紧张素受体拮抗剂如氯沙坦对早产儿的影响，尚无这方面的研究。

（4）钙通道阻断剂：已有研究结果的钙通道阻滞剂包括地尔硫卓、硝苯地平、尼群地平、维拉帕米。这些药物在乳汁中的含量很少，哺乳期使用几乎是可以接受的。硝苯地平 10 mg 每天 3 次已被成功应用于治疗哺乳期乳头雷诺现象。其他钙通道阻滞剂在哺乳期的安全性尚未被研究。

（5）硫酸镁：硫酸镁可自由穿过胎盘并可能对早产儿的哺乳能力带来影响，但治疗子痫前期时，通过静脉注射硫酸镁不会增加哺乳期乳汁中的镁水平，且硫酸镁经口吸收差，所以哺乳期使用是安全的。

**3. 糖尿病用药**

（1）胰岛素：胰岛素是母乳正常成分之一，虽然在使用半合成胰岛素如诺和锐、甘精胰岛素的妇女乳汁中检测到少量的药物，但对于早产儿并无不良影响。母乳喂养可使母亲减少对胰岛素的需要量，因此，对于胰岛素依赖的哺乳期妇女，密切监测血糖尤为重要。

（2）口服糖尿病药物：磺酰脲类药物、氯磺丙脲、格列吡嗪等进入乳汁的量很少，哺乳期可以服用。其他降糖药的研究资料尚缺乏。虽然没有会引起早产儿低血糖的报道，但监测早产儿血糖是必要的。二甲双胍在患糖尿病和或多囊卵巢综合征的哺乳期妇女中有过使用经验，表明该药物在哺乳期是可以接受的。

4. 抗生素

几乎所有的抗生素都可进入母乳,许多抗生素也用于治疗儿童感染性疾病,而早产儿通过母乳喂养摄入药物剂量始终小于直接给早产儿治疗的剂量。但需要注意的是,哺乳期母亲使用广谱抗生素、联合用抗生素或长期反复用药(如复发性乳腺炎的治疗),可增加早产儿腹泻、鹅口疮或尿布疹的风险。

(1)头孢菌素和青霉素:这些抗生素可少量进入母乳,通常是安全的,但存在过敏反应的可能性。

(2)克林霉素:克林霉素是治疗耐甲氧西林的金黄色葡萄球菌感染(如乳腺炎)的常用药物,但需要观察早产儿腹泻和便血。

(3)利奈唑胺:利奈唑胺可用于治疗耐甲氧西林的葡萄球菌感染,进入母乳中的剂量低于早产儿本身用药的剂量。

(4)大环内酯类:虽然红霉素有可能增加患肥厚性幽门狭窄的风险(特别是在头几周),但哺乳期使用红霉素、克拉霉素、阿奇霉素和其他大环内酯类一般是安全的。

(5)甲硝唑:体外研究显示甲硝唑对细菌可产生基因毒性和毒性突变,对动物存在致癌毒性,对人类也可能存在类似毒性,故一般建议哺乳期应避免使用该药。产妇通过静脉注射和口服用药后,早产儿经母乳喂养获得的甲硝唑剂量小于早产儿感染时的治疗剂量;母亲用药后,早产儿血浆可检测到药物及其代谢物,但低于母体血浆水平。在接触甲硝唑的早产儿中,有报道发生念珠菌感染和腹泻,口腔和直肠的念珠菌定植也比较常见。由于上述潜在毒性或不良反应,对于哺乳期能否使用较长疗程的甲硝唑,专家意见并不统一。一般建议选用其他替代药物或暂停母乳喂养。如果使用单剂甲硝唑,建议至少停止母乳喂养 12～24 小时。目前缺乏哺乳期母亲局部或阴道使用甲硝唑对早产儿的影响研究。阴道用药后,血浆药物浓度小于口服 500 mg 后的血浆浓度的 2%;局部用药后,血浆浓度只有口服的 250 mg 后血浆浓度的 1%。因此,局部或阴道使用甲硝唑一般不会对哺乳早产儿造成影响。

（6）喹诺酮类:喹诺酮类药物(如环丙沙星、左氧氟沙星)在母乳中的含量低。如果母亲没有其他选择,哺乳期短期使用(1～2 周)环丙沙星是可以接受的。

（7）磺胺类药物:哺乳期妇女应避免使用磺胺类药,因为会增加黄疸早产儿发生核黄疸的风险,对 G‑6‑PD 缺乏的早产儿会增加溶血的风险。

（8）四环素:通常认为母亲哺乳应禁忌使用四环素,因为四环素可能导致早产儿牙釉质着色或骨沉积。但仔细回顾文献发现,哺乳期妇女短期使用四环素对婴儿造成危害的可能性很小,因为四环素进入母乳的量较少,而且由于乳汁中含钙,其口服生物利用度差,故哺乳期短期使用四环素是可以接受的。但考虑到理论上的风险,应尽量避免用药。

（9）抗真菌剂：制霉菌素和两性霉素 B 无法经口服吸收，所以不会对母乳喂养的早产儿带来风险。产妇使用氟康唑对早产儿是安全的，因为该药物也可直接用于早产儿的治疗。酮康唑不能在乳头局部使用，因为可能被早产儿直接摄入。

**5. 抗凝药**

哺乳期女性使用肝素对早产儿是安全的，因为药物的分子量大，不会进入乳汁。华法林的蛋白结合率很高，进入乳汁的量很少，对早产儿也是安全的。

**6. 哮喘用药**

（1）糖皮质激素：无论口服还是吸入，糖皮质激素进入母乳的量都非常小，因此哺乳期母亲使用糖皮质激素治疗哮喘对早产儿是安全的。但倍他米松和地塞米松是例外，因为这两种药物尚未经研究，而且比其他糖皮质激素的作用时间更长。

（2）β-激动剂：吸入沙丁胺醇和其他β-激动剂后血清药物浓度很低，因此是安全的。

（3）白三烯抑制剂：厂家资料显示齐留通和扎鲁司特在乳汁中的浓度低，但孟鲁司特尚缺乏资料，因此，如果需要在哺乳期女性使用，应首选扎鲁司特。

**7. 产后抑郁症药**

产后抑郁症通常伴有焦虑，可增加儿童发育异常的风险，治疗时应根据利弊关系作个体化评价。轻度抑郁最好采用心理疗法。如果拒绝心理治疗或心理疗法无效，或中重度抑郁，则应使用药物治疗。如果母亲妊娠期使用抗抑郁药治疗有效，产后一般也建议使用同一种药。目前临床上使用最多的抗抑郁药为选择性 5-羟色胺再摄取抑制剂(SSRI)。进入乳汁较多的 SSRI 主要为西酞普兰和氟西汀，有报道母亲用药后早产儿可出现不安、易激惹、肠绞痛、体重增长不良及睡眠障碍等不良反应。

8. 抗焦虑用药

长效苯二氮䓬类(如地西泮)可在乳汁中积聚(特别是长期使用时)，可导致早产儿嗜睡、镇静、吸吮不良。偶尔使用长效药物或使用短效药物(如咪达唑仑、奥沙西泮)所致的风险较低。

9. 胃肠道疾病 H2 受体阻滞剂

哺乳期使用法莫替丁、雷尼替丁、尼扎替丁和其他 H2 受体阻滞剂一般是安全的。西咪替丁可能对肝酶有抑制作用，尽量不予选用。质子泵抑制剂奥美拉唑和泮托拉唑进入乳汁的量很少，一般不会对母乳喂养的早产儿造成影响。口服抗酸药(如碳酸钙、氢氧化镁)可以在哺乳期使用。

10. 镇痛类药物

哺乳期女性的疼痛治疗通常使用适当剂量的对乙胺基酚或非甾体类抗炎药如布洛芬。如果镇痛效果不好，可短期或必要时加用小剂量的口服阿片制剂如氢可酮、羟考酮。不宜口服可待因，因为某些产妇和早产儿可出现过度镇静(可能与药物敏感性差异有关)。

11. 抗惊厥类药物

有不少报道显示哺乳期女性服用抗惊厥类药物对早产儿有不良反应,但大部分不良反应并不显著。这些不良反应是否由于早产儿摄入母乳中的药物所致尚不清楚,因为很多母亲在妊娠期就已经开始服用这些药物,或服用多种抗惊厥药物或精神药物。较老的镇静和抗惊厥药物如苯巴比妥和扑痫酮可进入乳汁,母亲哺乳期用药可致早产儿镇静。曾有报道母亲妊娠期和哺乳期使用苯妥英钠导致高铁血红蛋白血症。也有报道母亲使用卡马西平导致早产儿镇静和肝功能障碍。无论母亲使用何种药物控制癫痫,一定要仔细观察早产儿的临床症状,一旦有疑似不良反应发生,要及时检测早产儿的血药浓度,若存在黄疸要及时检查肝功能。

12. 甲状腺和抗甲状腺治疗

甲状腺功能不足时使用左甲状腺素来维持正常的血清浓度,只要剂量调节适当,不会影响早产儿的甲状腺功能。甲状腺功能亢进的母亲目前选用甲硫咪唑治疗,尽管其转移到母乳中的量较多,但剂量为 20 mg/d 的药物剂量不会影响早产儿的甲状腺功能。母亲服药后等待 3 小时后再哺乳可使早产儿药物摄入量减少。

13. 诊断用药

目前使用的碘化造影剂和含钆磁共振造影剂不会对哺乳早产儿造成威胁,因为药物进入乳汁的量很少,而且

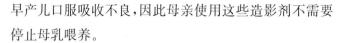

早产儿口服吸收不良,因此母亲使用这些造影剂不需要停止母乳喂养。

14. 催奶剂

如果使用常规的增加乳汁分泌的措施无效(包括频繁挤乳等),才考虑使用催奶药物。甲氧氯普胺可增加血清催乳素水平,对某些产妇可能增加母乳的产量,但研究结果尚不一致。使用甲氧氯普胺的时间不应超过 14 天,因为该药会导致母亲抑郁和迟发性运动障碍。药物也可能产生短期不良反应,包括疲劳、恶心、头痛等不适症状。多潘立酮的效果和甲氧氯普胺相类似,但由于其可延长 QT 间隔,故现已不作为催奶药物使用。

15. 中草药

在很多情况下会使用到中草药,特别是我国中医源远流长,历史悠久。但要注意的是草药的组合、纯度和疗效并不明确,应谨慎购买和使用。

(三) 停止母乳喂养的药物

母亲正在接受放射性核素诊疗或短期暴露于放射性物质下、正在接受抗代谢药物及其他化疗药物治疗或正在吸毒或酗酒时,应停止母乳喂养。

(四) 小结

对于哺乳期用药安全性的评价,除参考药典和药物说明外,应将当前最具时效性和权威性的哺乳期用药信息网站作为临床医生评价哺乳期用药安全性的重要依据。附表 1 常用药物对母乳喂养的影响是根据美国食品和药品管理委员会(FDA)网站获得的相关资料,可供临床参考。

(王　丽)

## 参考文献

［1］童笑梅,封志纯.早产儿母乳喂养［M］.北京：人民卫生出版社,2017：302,333－339.

［2］杨春蓉.宜昌市 2 500 例孕晚期妇女肝炎病毒感染现状调查.中国公共卫生管理,2015,(2)：266－267.

［3］中华医学会肝病学分会,中华医学会感染病学分会.慢性乙型肝炎防治指南（2015 更新版）.中华肝脏病杂志,2015,23(12)：888－900.

［4］European Association for the Study of the Liver. EASL recommendations on treatment of hepatitis C 2014. Journal of Hepatology，2014，61 (2)：373－395.

［5］琼·扬格·米克,温妮·语.美国儿科学会母乳喂养指南.第 1 版.魏伊慧译.北京：北京科学技术出版社,2017：91－92.

［6］中华医学会儿科学会分会感染学组.儿童巨细胞病毒性疾病诊断和防治的建议.中华儿科杂志,2012,50(4)：290－292.

［7］COSSEV V，VANHOLE C，EERDEKENS A，et al. Pasteurization of mother's own milk for preterm infants does not reduce the incidence of late-onset sepsis. Neonatology. 2013，103(3)：170－176.

［8］LANZIERI T M, DOLLARD S C, JOSEPHSON C D, et al. Breast milk acquired cytomegalovirus infection and disease in VLBW and premature infants. Pediatrics, 2013, 131：e1937－e1945.

［9］杨漂羽,施姝澎,张玉侠,等.住院新生儿母乳喂养循证指南的改编及评价.中华护理杂志,2018,53(1)：57－64.

［10］REILLY S, REID J, SKEAT J, et al. ABM clinical protocol

♯ 18：guidelines for breastfeeding infants with cleft lip，cleft palate，or cleft lip and palate，revised 2013. Breastfeeding Medicine，2013，8(4)：349 - 353.

［11］SHEENA REILLY，JULIE REID，JEMMA SKEAT，et al. 《唇裂、腭裂或唇腭裂婴儿的母乳喂养指南》2013 年修订版. 育人母乳喂养促进中心.

［12］SOURABH D，BALPREET S，LORRAINE C，et al. Guidelines for Feeding Very Low Birth Weight Infants. Nutrients，2015，7(1)：423 - 442.

［13］TJ. BUTLER，LJ. SZEKELY，JL. GROW，et al. A standardized nutrition approach for very low birth weight neonates improves outcomes，reduces cost and is not associated with increased rates of necrotizing enterocolitis，sepsis or mortality. J Perinatology. (2013)33，851 - 857.

［14］张玉侠,胡晓静,陈建军,等.实用新生儿护理学.第 1 版.北京：人民卫生出版社,2015：276 - 278.

［15］丁国芳.极低出生体重儿尽早达到足量肠内营养喂养策略《极低出生体重儿喂养指南》解读.中国实用儿科杂志,2016，31(2)：85 - 89.

［16］VALERIE J. FLAHERMAN，M. JEFFREY MAISELS，and the Academy of Breastfeeding Medicine. Guidelines for Management of Jaundice in the Breastfeeding Infant 35 Weeks or More of Gestation-Revised 2017. Breastfeeding Medicine，2017，12(5)：250 - 257.

［17］LAWRENCE R A，LAWRENCE R M，2010. Breastfeeding：A guide for the medical profession（7th ed.）. St. Louis，MO：Elsebier/Mosby.

［18］ZACHARIASSEN G，FENGER-GRON J，HVIID MV，et al. The content of macronutrients in milk from mothers of very preterm infants is highly variable. Dan Med J，2013，60（6）：4631 - 4636.

［19］LAWRENCE R A，LAWRENCE R M，2011. Breastfeeding：A guide for the medical profession（7th ed.）Maryland Heights，

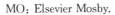
MO：Elsevier Mosby.

[20] ZACHARIASSEN G，FENGER-GRON J，HVIID M V，et al. The content of macronutrients in milk from mothers of very preterm infants is highly variable. Dan Med J，2013，60 (6)：4631－4636.

[21] MORTON J，WONG R J，HALL J Y，et al. Combining hand techniques with electric pumping increases the caloric content of milk in mothers of preterm onfants. Journal of Perinatology，2012，32 (10)：791－796.

[22] PRIME D K，GARBIN C P，HARTMANN P E，et al. Simultaneous breast expression in breastfeeding women is more efficacious than sequential breast expression. Breastfeed Med，2012，32 (10)：791－796.

[23] FEWTRELL MS，KENNEDY K，AHLUWALIA J S，et al. Simultaneous breast milk volume in mothers expressing milk for their preterm infant. Archives of Disease in Childhood Fetal&Neonatal Edition，2016.

[24] HUNTER T，CATTELONA G. Breastfeeding initiation and duration in first-time mothers：exploring the impact of father involvement in the early post-partum period. Health Promotion Perspectives，2014，4(2)：132－136.

# 第四章

# 母乳库

母乳库又称人乳库(human milk bank，HMB)是一项为特别医疗需要而招募合格的母乳捐献者，收集捐献者母乳，并负责母乳的消毒、检测、储存、分配工作的专业机构，且必须由有相关执业资格的医师开具处方。母乳库主要将捐赠母乳经过 Holder 巴氏消毒法消毒，分配给由于各种原因导致亲母母乳供应不足或母亲疾病影响不能直接接受母乳喂养的新生儿，特别是早产儿。

## 第一节　母乳库的建立、运行与管理

### 一、母乳库的历史

现代母乳库发展已有 100 余年历史，继最早的母乳库于 1909 年在奥地利维也纳成立之后，第二家母乳库于 1911 年在美国波士顿成立，第三家母乳库于 1919 年在德国爱尔福特市成立。20世纪60年代,由于新生儿医疗的进步与婴儿配方奶的研发上市,母乳库的发展一度受到影响。至20世纪80年代,加拿大已有23家母乳库,美国则有30家。但是,随着在母乳中分离出人免疫缺陷病毒(HIV病毒),受HIV传播的影响,大部分母乳库受到冲击而关闭,这种现象持续到20世纪90年代,基于对母乳的安全性及优越性的研究和证据,此后母乳库再次在全球迅速发展壮大。由于经济、宗教和文化等方面的差异,母乳库在全球的发展呈现明显的不平衡状态。

目前全球40多个国家建立了约500家母乳库。大部分的母乳库集中在欧洲和南美地区,欧洲25个国家已有206家母乳库,且尚有14家母乳库正在筹建当中;在南美地区,9个国家共有258家母乳库,其中超过200家母乳库分布在巴西。北美地区(美国、加拿大)目前有26家母乳库。亚洲的母乳库发展晚于欧美,目前在印度、菲律宾、中国、日本等国家也相继建立了母乳库。第一个母乳库协会——北美母乳库协会(the Human Milk Banking Association of North America,HMBANA)于1985年成立,2010年成立了欧洲母乳库协会(European Milk Banking Association,EMBA),各协会相继颁布了母乳库管理标准与指南,并不断发展与完善,有力地促进了母乳库的规范管理及安全运行。

(一)营利性母乳库

在国外,营利性母乳库模式赋予母乳经济价值。

Medolac 是一家营利性机构,旨在将足月儿母乳推广至医院,在强制要求捐赠 3 000mL 母乳后,以每 30mL 1 美元的价格对捐赠者进行补偿。但是这种物化母乳,又将母乳从母乳哺育中分离出来的行为,令人非常不安。以营利为目的的售卖母乳可能会导致亲生孩子母乳的供给受到影响、稀释或减少。研究人员发现,网上购买的母乳易滋生细菌,常被致病菌所污染。这项研究引起了媒体的广泛关注,并详细描述了这项研究的局限性与缺陷。首先,这项研究分析的母乳来自售卖者而非捐赠者。其次,研究对象排除了希望获得更多受赠者信息的销售商,却选择了在现实中最不会被父母认可的供应商。此外,研究中的所有样本都被邮寄到一个信箱,而不是像大多数研究面对面递交。有人希望政府能够参与母乳的销售、加工及运输过程。而在国内,所有的母乳库都是非营利性的,旨在满足医院内因各种原因不能直接接受母乳喂养的新生儿,并进行规范和严格管理。

（二）非正式的母乳共享

随着越来越多的人认识到母乳在孩子成长方面的重要性,有一些父母选择了私下的母乳共享。配方奶污染事件的相关报道也使更多的父母加入到了母乳共享的队伍中。最近的一项研究表明,在欧美国家,捐赠者和受赠者通常是白人、中产阶级、受过良好教育的、有工作的女性。参与的家庭主要包括母乳不足的母亲,以及同性和收养家庭的父母。受赠人常常抱怨无法获得专业母乳哺育支持。他们在寻求网络母乳共享前可能已尝试增加自己的乳汁分泌、使用配方奶或者通过个人联系寻求母乳等方法。从捐赠者的角度来看，对受赠者的同情以及不想浪费多余母乳是其捐赠的出发点，就如同将母乳捐赠给母乳库一样。国外的许多母乳共享网站为需要母乳的父母与那些有多余母乳的母亲构建了联系的桥梁。非正式的母乳共享在泌乳领域还存在着较大的争议，一些泌乳顾问强烈建议取缔私下的母乳共享，因为这种方式减少了母乳库的供应。但也有人担心，许多母亲不能符合母乳库的严格筛查标准，如过去 12 个月内未进行文身、未生活于疯牛病暴发的国家等。美国食品与药品监督管理局发布了一份反对母乳共享的声明（FDA，2010）。但也有很多人更愿意选择母乳共享，因为在他们看来配方奶存在着他们无法接受的健康风险。由于母乳库对母乳的需求要远远超过母乳的供给，因此，对于一个不能分泌足够乳汁的健康婴儿的母亲来讲，她也很少有机会可以获得巴氏消毒后的捐赠乳。卫生部门将为这些家庭提供减少母乳共享潜在风险的指导，帮助这些家庭主动评估和管理风险要比全面谴责母乳共享要有意义得多。父母需要获得关于喂养选择的相关信息，包括风险，如果一个家庭决定选择非正式途径的捐赠乳进行喂养，可以建议他们进行捐赠者的筛选、巴氏消毒、母乳检测，并将结果告知孩子的照护者。在某些国家，NICU 也会使用经筛选的新鲜母乳和未经高温消毒的冷冻母乳。家用巴氏消毒法常被用于艾滋病毒感染高发的国家。在西方国家,配方奶对健康的远期影响正逐渐被大家熟知,以及配方奶不良事件的相继发生,母乳共享将变得越来越普遍。

## 二、母乳库的建立和运行管理

为实现婴儿的最佳生长、发育和健康,世界卫生组织推荐在生命的最初 6 个月内应进行纯母乳喂养。当母亲因某些因素或疾病导致无法用自己的母乳喂养婴儿时,捐赠母乳就成了这些婴儿的最佳选择。1980 年 WHO 和联合国儿童基金会联合发表声明:在母亲不能亲自哺乳的情况下,如有可能,婴儿食物的第一选择是使用其他来源的母乳,在可能的情况下应该建立母乳库。美国儿科学会、欧洲儿科消化道疾病肝病与营养学会(ESPGHAN)都明确指出:母乳喂养不仅对足月儿是必需的,对早产儿也是必需的;新鲜的亲母母乳是早产儿第一选择,在无法获得亲母母乳时,推荐使用捐赠母乳。如何招募母乳捐献者、收集捐赠母乳、保证捐赠母乳的安全和合理分配,需要依赖母乳标准化收集、处理与发放的程序及场所,即母乳库。

## 三、我国母乳库发展现状与挑战

我国母乳库的发展还处于初步探索阶段。中国大陆第一家真正意义上的母乳库于 2013 年在广州妇女儿童医学中心成立。截至 2019 年 1 月，广东、广西、陕西、宁夏、内蒙古、北京、上海、江苏、湖北等地已建成 19 家母乳库。目前中国母乳库还缺乏一套完整的、规范的母乳库标准与指南。母乳库持续运营的三大挑战是安全、资金和乳源。首先，在安全层面应实施严格的质量控制措施，对捐赠者、采集的母乳进行筛查和检测，从而降低捐赠母乳传播疾病的风险。其次，由于母乳库是社会纯公益性的机构，捐赠母乳都是经检测合格后免费提供给有需要的婴幼儿使用。如何保证母乳库的持续运营，资金是非常关键的因素。母乳库日常运行的开支包括专职工作人员的培训与工资、设备和基础设施的日常运行与维护、捐献者的血液学筛查、母乳微生物检测费用、母乳收集储存容器与运输设施、清洁消毒设施的更新和维护等。最后，如何确保有充足的乳源供应也至关重要。我们应借助媒体宣传母乳喂养的重要性，从身边的每一个哺乳母亲开始，向社会招募合格的母乳捐献者，让母亲们乐意参与到母乳库这项公益事业中。我国早产儿出生率高达 7％～8％，每年早产儿出生 110 万左右，社会对母乳喂养的重要性认识虽然已经有了很大的提高，但是支持不足。我国新生儿重症监护室的早产儿喂养还是以早产配方奶为主，母乳喂养的比例仍处于较低水平。随着二孩政策的全面实施与新生儿医疗水平的提高，未来我国应加大母乳库建设，并尽快出台母乳库相关标准与指南来规范我国母乳库的持续安全运行。

## 四、母乳库的管理架构

母乳库运作应由有资质的护士、医师或母乳库操作人员管理监督,这些人员应接受专业培训,获得正确信息以确保母乳库操作的安全性。母乳库管理人员可以由医院相关部门项目主任、医师或者高年资执业护士担任,或者由医疗专业人士组成的顾问委员会进行管理。母乳库管理小组应定期合理评估对母乳库捐赠乳的需求,科学管理储存、分发和使用;应建立母乳库捐赠母乳监测机制以及不良反应报告系统。

## 五、建立多学科的质量与安全管理小组

质量与安全管理小组应由以下人员组成,职责为确保人乳在收集、处理及分发过程中的质量、安全及伦理要求。

（1）母乳库责任管理：

主任（×××）、护士长（×××）。

（2）母乳库运行管理及泌乳支持：

母乳专员（×××）。

（3）母乳库质量管理：

专科护士（×××）。

（4）母乳营养与喂养分析：

营养科（×××）、新生儿科（×××）。

（5）母乳喂养进展研究：

新生儿科（×××）。

（6）母乳库院感防控：

院感护士（×××)院感科。

## 六、母乳库建筑和设施

（一）建筑结构

母乳库的建筑与结构应合理、大小合适,便于母乳库日常操作和卫生要求。建筑和设施包括：确保足够的空间放置母乳库相关设备和储存材料,保障捐赠母乳的加工卫生操作和存储；制订避免母乳、母乳接触面或母乳包装材料污染的预防机制；建筑时确保地面、墙面和天花板易于清洁、保持洁净和易于维修；固定设施、管道上滴水或冷凝水不会污染母乳、母乳接触面或母乳包装材料；母乳库应采用有效方法去除昆虫,避免昆虫对母乳库场所造成污染,应谨慎使用杀虫剂或灭鼠药,避免造成对母乳库所有物品及台面的污染。

（二）仪器设施

母乳库冰柜温度应使用温度记录仪记录,或使用温度敏感报警器。捐赠母乳应放置在专用冰柜中,并保持冷冻的状态。冰柜温度应不高于－20℃。冰柜门开关或者自动除霜循环可出现轻微温度波动。冰箱冷藏室用于储存解冻或配制后的捐赠母乳,温度为 0～4℃。母乳库所有设备都应按照生产厂商的说明书进行维护和清洁,这些设备包括冰箱、巴氏消毒机、振荡水浴箱、温度计、警报器、母乳成分分析仪等。

## 七、捐献者的宣教及筛查

（一）捐献者宣教的重要意义

保障母乳库正常运行的重要条件之一在于有健康的母乳捐献者，这就需要让医务工作者意识到捐赠母乳对于危重或早产儿的重要性，从而提高产妇捐赠母乳的意识。在接受捐赠者之前，母乳库会彻底筛选候选捐赠者的生活方式和医疗史。那些生病的或者正在服用某些特殊药物的母亲将不能成为捐赠者。

（二）捐献者筛查

1. 母乳捐献者的健康条件

母乳捐献者应当是健康的且可信任的哺乳期女性，有充足的母乳，满足自身婴儿需要的前提下，进行捐赠。候选捐献者在首次捐献前 6 个月内经过血清学检查，项目包括人类免疫缺陷病毒、丙肝、乙肝、梅毒。血清学检查报告由医院检验科进行，血清检验结果在捐献期都有效。

2. 捐赠母乳无须暂停使用的药物

这些药物包括：乳房区域的局部用药，可在吸乳前清洁乳房；母亲口服用药，无法直接吸收的药物；呼吸道吸入途径给药如哮喘、感冒或过敏所用药物；非镇静抗组胺药；眼药水；胰岛素。

3. 排除标准

下述医学情况将禁止捐献母乳，包括母亲、早产儿相关的问题。

(1) 生活方式：① 捐献者是吸烟者或使用过含尼古丁成分的物品，吸烟者包括频繁或偶尔吸烟者；② 每天均饮用超过 40～60 mL 烈性酒或 100 mL 红酒或 200 mL 啤酒；过去 24 小时内饮用超过 60 mL 或相当量烈性酒；③ 捐献者经常摄入大量的含黄嘌呤的食品，如咖啡、茶、可乐或可可；④ 过去 3 个月去过热带病流行区；⑤ 在过去 12 个月内的性伴侣有 HIV 或肝炎高危因素者；⑥ 过去 12 个月内的性伴侣曾经在此期间在非正规场所使用非灭菌针，或多人用染料进行刺青纹绣、使用多人反复使用过的器械进行过穿耳或其他身体部位穿刺者，或意外被污染的针刺者；⑦ 过去 12 个月内自己或性伴侣被连续监禁超过 72 小时者。

(2) 母亲用药和治疗：① 过去 4 个月内接受输血或血液制品者。如果曾经接受血液制品或输血，应在输血 4 个月左右时进行血清检测；② 过去 12 个月内接受器官或组织移植；③ 过去 12 个月内，用多人反复使用过的器械进行过耳朵或其他身体部位穿刺，在非正规机构进行刺青、用针进行文绣，或者被不干净的针刺破等状况；④ 每天使用不适合进行母乳喂养的非处方药(OTC)或全身性处方药者；⑤ 经常使用大剂量超过推荐水平剂量的维生素和(或)用作药物的草药产品，包括维生素或草药组合；⑥ 不补充维生素 $B_{12}$ 的全素食者；⑦ 过去 12 个月内使用成瘾药物；⑧ 慢性感染如 HIV、活动性结核病等,有乙肝或丙肝病史,有白血病或淋巴瘤病史,过去3年内有其他癌症治疗病史者,某些低危癌症,包括鳞状细胞癌或基底细胞癌,可根据个体实际情况排除;⑨ 使用人垂体源性生长激素、角膜移植、硬脑膜移植、牛胰岛素或有克雅病家族史。

### 4. 暂时取消资格

母乳库要求捐献者报告所有家庭成员的疾病。由有资质的母乳库工作人员确定是否存在需要暂时取消资格的疾病或用药问题。暂时取消资格后,可由有资质的母乳库工作人员判断恢复捐献资格。捐献者如果出现下列情况时需要暂停捐献。① 在任何疾病的急性感染期,包括临床乳腺炎、乳房或乳头真菌感染需要治疗时,这也包括自身免疫疾病,如系统性红斑狼疮等的再复发需要药物治疗,暂停捐献的时间也要考虑用药的具体暂停时间;② 家庭成员发生风疹或水痘的4周内,从结痂开始计算;③ 乳房或胸部发生潜伏单纯疱疹病毒或水痘复发,当病灶结痂开始的1周内;④ 饮酒后12小时内;⑤ 捐献者或其伴侣在正规场所使用灭菌针和单人用染料进行刺青;⑥ 捐赠者接受麻疹、腮腺炎或风疹活病毒疫苗后的2个月内;⑦ 任何使用的OTC或者处方药,包括自己服用或由医师处方的超剂量维生素、顺势疗法、催奶药物或草药均应该向母乳库汇报。

### 5. 捐献资格

每个母乳库指定专人负责批准或暂停捐献,确认筛查程序的完整,确定捐赠母乳符合加工、分配的要求。一旦捐献者获得批准将立即获得通知,同时将被告知关于自身或家人出现健康、用药或生活方式改变时定期积极沟通。各国都意识到捐赠母乳的重要性,其中英国母乳库协会(United Kingdom Association for Milk Banking,UKAMB)甚至将"每一滴奶拯救一个生命"作为该协会的宣传词,他们认为母乳与献血一样重要,可以拯救新生儿的生命。因此,和无偿献血的管理一样,他们对捐献者资格的认可也建立了严格的筛查程序,确保捐赠母乳符合要求,要进行捐赠母乳前书面的健康调查和血清学检测。但目前国内临床工作者和产妇对捐赠母乳的作用和重要性并没有得到足够认识,认为捐赠母乳没有献血对新生儿救治的作用重要。因而,认为对捐献者资格的认可,筛查程序的执行可以不像献血流程那样严格,这一定程度上影响母乳库建立后的质量监控。因此,在我国进行捐赠母乳资格审查宣传显得尤为重要。

6. 捐献者宣教

为确保捐赠母乳的安全性和质量,应指导捐献者按正确的方法进行吸乳、处置、储存和运送母乳,使之熟练掌握母乳采集,储存和运送到母乳库的整个流程。另外,还需要提供捐献者的书面资料。

7. 签署捐赠知情同意书

满足捐献条件的母亲需签署捐赠母乳知情同意书后方可进行捐赠母乳,母乳库进行接收捐赠母乳。

## 八、捐赠母乳收集、加工及储存、运送和分配流程

（一）捐赠母乳的收集

采集方法详见第二章第一节。

（二）捐赠母乳的储存

*1. 捐赠母乳家中储存*

储存方法详见第二章第一节。

*2. 母乳库中捐赠母乳的储存*

用来储存捐赠母乳的容器应该标明捐赠者编号、采集时间及消毒时间、有效期、每一瓶的身份标识码。捐赠母乳挤出后应尽快放入冰箱 4℃冷藏并尽快消毒，消毒后捐赠母乳应储存在单独的 −20℃冷冻层，推荐储存不超过 3 个月。未消毒冷冻母乳应与消毒后冷冻捐赠乳分开存放。母乳库冰箱应用温度计进行严格的温度控制，如果温度有波动，捐赠母乳应该尽快转移。

（三）捐赠母乳巴氏消毒

*1. 应用范围*

巴氏消毒法可应用于单一的母乳捐赠者或混合不同捐赠者的母乳。

*2. 消毒方法*

巴氏消毒时，奶瓶装有容器 4/5 容量的母乳。一般不采用低温巴氏消毒方法，建议在 62.5℃下进行 30 分钟消毒（可除去巨细胞病毒、无活性的艾滋病毒和人类嗜 T 细胞病毒并杀死细菌）。巴氏消毒的资料应进行记

录和保存。

### 3. 消毒后操作事项

巴氏消毒结束后,应立即将捐赠母乳从巴氏消毒器中移开。用冷水快速冷却(可以用冰箱内的水),最好在10分钟内温度从62.5℃降到25℃。在冷却过程中,为防止污染,瓶盖需要保持在水平线上,除非将瓶盖和仪器设计成可浸在水下使用。

### (四) 捐赠母乳细菌学检测和质量控制

#### 1. 巴氏消毒前,对捐赠母乳外观进行评估

如有不正常的外观或样品有味道,必须丢弃。

#### 2. 细菌学检测

(1) 巴氏消毒前检测:对每一批次捐赠乳均进行抽样检测。

(2) 巴氏消毒后检测:对每一批次消毒后的母乳进行检测,巴氏消毒的母乳当执行细菌学筛选时,只有在培养结果阴性的情况下才能使用。

#### 3. 母乳细菌学检测标准

① 巴氏消毒前:总活菌不超过 $10^5$ CFU/mL 或金黄色葡萄球菌不超过 $10^4$ CFU/mL 或肠杆菌属不超过 $10^4$ CFU/mL;② 巴氏消毒后:不能有任何种类的细菌生长。

#### 4. 检测

所有的捐赠母乳均要进行细菌计数的检测

### (五) 捐赠母乳的解冻

捐赠母乳应提前放入冷藏室内解冻,也可在不超过

37℃的温水容器中或在冷的流动水下快速解冻。

注意事项：在快速解冻时要特别注意不要让储存乳液的容器盖和水接触。在解冻后的冰冻母乳进行巴氏消毒前，在冰箱内最长可保存 24 小时。经过巴氏消毒后的冰冻捐赠母乳在解冻后应尽快使用，在冰箱内最长保存24 小时。冰冻捐赠母乳解冻后不能再次冰冻（因会增加脂类的水解作用）。禁止使用微波炉解冻或加热。

（六）捐赠母乳的运送

母乳库中的捐赠母乳按照母乳运送的标准操作进行，以确保母乳运送至目的地时仍保持完好和冰冻状态。运送母乳的容器应该是坚硬的、隔热的、容易清洗并且不被污染的，尽可能选择母乳专用冰包。在家中冷冻的母乳应保证到达母乳库时仍处于冰冻状态，长距离转运时应维持转运温度在 －20℃，在运输过程中保证冷链状态。

（七）捐赠母乳的分配

1. 使用捐赠母乳的适应证

早产儿；吸收不良；喂养不耐受；免疫缺陷；某些先天性异常；术后加强营养；重症感染；其他需要添加母乳的医学指征。

如果母乳库母乳充足，还可以扩大适应证，包括但不仅限于：

（1）母乳缺失或母乳不足。

（2）母亲疾病需暂停母乳喂养。

（3）亲母母乳可能对早产儿有健康危害。

（4）母亲死亡。

（5）由于医疗原因,早产儿需要母乳但母亲泌乳不足或没有母乳。

目前,我国捐献母乳还比较有限,主要给予极低或超低出生体重儿。

2. 使用母乳库捐赠母乳流程

（1）父母签署捐赠母乳知情同意书。

（2）医生开具捐赠母乳医嘱。

（3）母乳库根据奶量配置并做好记录,冰箱冷藏室保存。

（4）护士根据医师的饮食医嘱分次喂养。

## 九、母乳库记录

（一）捐献者记录

捐献者原始筛选表、血清检测阴性结果、医疗机构提供的捐献者及其婴儿的健康状况(除非婴儿不在母亲身边或已经死亡)、捐献者婴儿的出生日期和胎龄、母乳捐献知情同意书、注意事项。注意保密原则。将母亲血清学报告扫描入母乳库系统,并备案,见表4-1。

（二）母乳接受者记录

（1）原始医嘱记录单。

（2）受捐者一般情况,包括出生日期、胎龄、性别及受捐者编号。

（3）捐赠母乳的分发日期、批号、奶瓶数量、每瓶奶量（mL）。

（4）受乳者家属签署受乳知情同意书。

（5）其他相关信息如早产儿诊断和治疗结果（如果可以获得）及不良反应等，见表4-2。

（三）母乳库管理记录

母乳库闭环系统中可查询到：

（1）每批次捐赠母乳编号、捐赠者。

（2）捐赠日期及时间、奶量、消毒日期及时间、有效期。

（3）巴氏消毒前后细菌学检测结果。

（4）冷冻、冷藏和巴氏消毒的信息见表4-3。

（5）所有设备校正应有记录。

## 十、母乳库的质量管理

规范运营和严格管理是母乳库得以发展的前提，我国目前还没有母乳库建立的运行指南。为了达到母乳库质量安全目标，我们必须设计合理的实施管理计划来提供质量保证，必须有保存完整的文件记录和有效的检测体系。而目前并没有国家或国际认可的母乳库运行指南，故可根据实际情况，制订自己的质量标准。

（一）母乳库建立危害分析与关键控制点的必要性

目前在国际上已经有许多国家和地区结合本国和本地的情况建立了各自的母乳库，并制订了相关的母乳库运行管理指南。母乳库建立的标准各国并不统一，如何建立安全，高质量的母乳库是大家关注的热点。

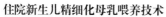

## 表 4-1 捐赠者信息登记表

床号：___ 姓名：___ 住院号：___ 日期：___ 捐赠者编号：___

传染病史：有□ 无□

抽烟饮酒：有□ 无□

用药史：有□ 无□

捐赠母乳同意书：有□ 无□

医务人员签名：___ 捐赠人/委托人签名：___

| 检测项目 | 肝筛 | 梅筛 | CMV | HIV |
| --- | --- | --- | --- | --- |
| 时间 | | | | |
| 结果 | | | | |
| 附原件/复印件留档 | | | | |

**表 4 - 2 受乳者信息登记表**

受乳者信息登记表

床号： ___ 姓名： ___ 住院号： ___ 受乳者编号： ___

受乳同意书签署：有□ 无□ 诊断： ___ 治疗结果： ___ 联系电话： ___

核对护士签名： ___ 父母签字： ___ 身份证： ___

| 分发日期 | 实时体重 | 混合编号/批次 | 巴氏消毒 | 细菌检测结果 | 频次奶量 | 配奶护士 | 当日使用捐赠奶量 |
|---|---|---|---|---|---|---|---|
| | | | | | | | |
| | | | | | | | |
| | | | | | | | |
| | | | | | | | |
| | | | | | | | |
| | | | | | | | |
| | | | | | | | |

表 4 - 3　捐赠奶源登记表

| 时间信息 | | 奶液内容 | | | 后期配置信息 | | | |
|---|---|---|---|---|---|---|---|---|
| 捐奶日期 | 采奶日期 | 奶量 | 包装完整 | 标识清晰/采集日期/捐赠编号 | 收奶人/混合时间 | 混合编号 | 巴氏消毒 | 细菌检测 |
| | | | | | | | | |
| | | | | | | | | |
| | | | | | | | | |
| | | | | | | | | |
| | | | | | | | | |
| | | | | | | | | |

危害分析与关键控制点（Hazard Analysis and Critical Control Points，HACCP）是国际食品法典委员会在 1977 年公布的食品安全卫生的管理规则。国际标准 CAC/RCP－1"食品卫生通则 1977 修订 3 版"对 HACCP 的定义是：鉴别、评价和控制对食品安全至关重要的危害的一种体系。HACCP 由 7 个原则组成，包括：进行危害分析及危害评估；确定关键限值；确定关键控制点；建立每个关键控制点的监控要求；建立关键限值失控时之矫正措施；建立确保 HACCP 体系良好使用的验证程序；建立记录程序。

母乳库目前还没有全球标准的安全程序，但安全和质量管理对母乳库来说至关重要。母乳从捐献到使用，涉及许多步骤，可能发生污染、营养和免疫性质改变，HACCP 可以提供母乳安全与功能相平衡的解决方案。HACCP 包含 7 个原则和 12 个步骤，提供了一个适应性强的框架，这意味着每个地区和医院的母乳库都可以根据这一框架制订适合其自身应用的 HACCP。将 HACCP 引入母乳库的管理，可以预防、消除或降低捐赠母乳从采集到使用过程可能潜在的安全危害，以保障提供安全的捐赠母乳给新生儿。HACCP 原理及在母乳库中的应用，可根据自己的实际情况制订。

（二）HACCP 原理及在母乳库中的应用

1. 建立多学科的 HACCP 小组

HACCP 小组人员应具备多种专业背景，如可包含微生物、泌乳、营养、助产、护理、药理、新生儿科、儿科、感染控制、行政、社区关系咨询等方面的人员。HACCP小组应包括母乳库工作人员，他们对操作过程中可能存在的变化及限制因素非常有经验，他们必须支持并执行该计划。HACCP计划制订过程中，也可以咨询其他专家和有HACCP经验的食品工程领域的专家。所有小组成员必须确保母乳在收集、处理及分发过程中的质量、安全及伦理要求。

HACCP小组的职责：小组成员需要接受HACCP计划的培训，以确保HACCP计划具有可行性并根据实际需要修订HACCP计划。如果HACCP计划具有可行性，小组需要对其他相关人员进行培训。HACCP小组成员举例供参考（表4-4）。

2. 完成捐赠母乳的筛查描述

完成捐赠母乳（DHM）的描述（表4-5），可以帮助鉴别捐赠母乳可能存在的所有危害。DHM描述应该包含母乳外观特征、基本成分信息、病原菌生长的可能性以及产品处理过程的简要步骤。此外，HACCP小组应该考虑到捐赠母乳处理过程中引入或加剧的危害。例如，次优条件下母乳收集、储存和运输会增加病原菌污染的风险；没有合适的捐赠者筛查程序，导致母乳可能存在未知病毒感染的风险；其他的污染物，如捐赠者正在服药，也是潜在的危害。母乳库应管控这些危害，并设置执行严格的安全规范。

表 4 - 4 HACCP 小组成员举例

| 姓名 | 职务 | 小组内职责 | 工作岗位 | 专业特长 | 学历 |
|---|---|---|---|---|---|
| ××× | 新生儿科主任 | 负责母乳库质量安全管理体系的策划、建立、实施；提供建立、实施，保持和更新母乳库质量安全体系所需的资源；负责与母乳库质量安全管理体系相关事宜的对外联络；负责体系运行的管理，定期向最高管理者报告体系的有效性、适宜性和充分性；组织 HACCP 小组开展工作，负责 HACCP 计划的审核；组织母乳库质量安全管理体系的日常运行管理工作 | 组长 | 具有丰富的管理经验；熟悉母乳库操作流程及质量管理；熟悉处理母乳对早产儿的益处及处理不当存在的风险 | ××× |
| ××× | NICU 医师 | 协助小组组长做好母乳库质量安全管理体系的策划、建立及母乳库质量安全管理体系的日常运行管理工作；参与危害分析和 HACCP 计划的制订；负责组织对潜在不安全产品的内审并根据 HACCP 制订纠偏措施 | 质量体系管理 | 熟悉母乳库操作流程及质量管理；熟悉捐赠母乳对早产儿的益处及处理不当存在的风险；能及时对存在安全风险的情况或产品做出应对措施 | ××× |

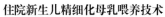

（续表）

| 姓名 | 职务 | 小组内职责 | 工作岗位 | 专业特长 | 学历 |
|---|---|---|---|---|---|
| ××× | 检验技术员 | 负责捐献者筛查、捐赠母乳检测等危害分析，HACCP计划的制订和实施<br>参与CCP验证及HACCP计划变更、监督管理责任操作员的实际操作 | 检验科管理员 | 熟悉捐赠筛查全部程序及危害分析；具有相关管理经验；具有微生物学历背景 | ××× |
| ××× | 护士长 | 负责母乳采集、转运、储存、接收和使用过程中危害分析，HACCP计划的制订和实施<br>负责巴氏消毒HACCP计划的制订和实施<br>参与CCP验证及HACCP计划的变更<br>负责对捐赠者及早产儿母亲的泌乳宣教及指导，制订相应宣教方案<br>监督管理责任护士的实际操作 | 护理管理 | 具有丰富母乳喂养指导经验<br>具有相关管理经验深刻理解捐赠者宣教的意义与重要性 | ××× |
| ××× | 行政 | 负责HACCP计划的制订；负责质量安全体系的内审工作<br>负责母乳库质量管理文件的归档、整理 | 行政管理 | 熟悉行政体系运行管理 | ××× |

引自：童笑梅，封志纯.早产儿母乳喂养.北京：人民卫生出版社.2017：230-231.

**表 4 - 5　捐赠母乳筛查描述**

| 产　品 | 巴氏消毒解冻的捐赠母乳 |
| --- | --- |
| DHM 描述 | 物理特性:冷冻后解冻的液体(冷藏条件下不超过 24 小时)<br>质地均匀或略微分层<br>乳白色或淡黄色(初乳)<br>没有肉眼可见的异物<br>化学特性:能量×××kJ/100 mL;蛋白质×××g/100 mL;碳水化合物×××g/100 mL;脂肪×××g/100 mL;固形含物量×××g/100 mL<br>生物特性:细菌总数 0 CFG/mL<br>不含肠道致病菌、金黄色葡萄球菌和其他生物活体 |
| 处理加工步骤 | 捐献者筛查 → 母乳采集 → 母乳储存(冷藏或冷冻)→巴氏消毒(62.5℃,30 分钟)→消毒后母乳储存(冷冻,−20℃,<3 个月)→解冻→待用 |
| 包装容器 | 带旋盖的食品级聚丙烯塑料瓶 |
| 转送包装容器 | 绝缘、刚性冰盒(内置干冰或冰袋) |
| 保质期 | 4℃冷藏,24 小时 |
| 预期使用人群 | 早产儿 |
| 标签说明 | 捐献者姓名:×××;收集日期:×年×月×日;巴氏消毒 62.5℃,30 分钟;巴氏消毒日期:×年×月×日;冷冻日期:×年×月×日;净含量:×mL;批号:×××;母乳库名称:×××母乳库 |

引自:童笑梅,封志纯.早产儿母乳喂养.北京:人民卫生出版社,2017:243.

### 3. 确定预期使用者并考虑相关危害

虽然很多母乳库订立了捐赠母乳的使用对象,但是为了指导捐赠母乳的分配以及预测相关危害,每个母乳库必须明确和采用现有推荐的捐赠母乳使用人群。特别

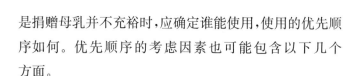

是捐赠母乳并不充裕时,应确定谁能使用,使用的优先顺序如何。优先顺序的考虑因素也可能包含以下几个方面。

(1)接受者:年龄、需求时长、医疗状况、预后、预防的问题、研究、费用承担能力(可能考虑医疗需求是否充分)。

(2)母亲:母乳不足、母乳喂养禁忌、收养婴儿的喂养。

(3)其他:使用时长、预防性治疗、对社会及个人的益处。

目前国内大部分母乳库中的捐赠母乳用于早产儿和危重患儿。

4.制作加工流程图

HACCP中的加工流程图是捐赠母乳处理的程序及步骤,制作并使用流程图能够帮助鉴别污染存在的途径,建议控制方法并促进小组成员讨论这些可能的途径。制作的流程图应简洁明了,并包含足够的细节来区分不同的处理步骤。在制订流程图前,小组可以进行讨论确定从捐献者征集到母乳分配的整个母乳加工处理程序。制作出流程图后,应详细地写明每步的操作方法、条件及注意事项。

5.现场验证制订的流程图

HACCP小组应根据实际情况验证上述流程图(表4-6)。通过现场确认能保证流程图的正确性并保证其顺利实施。虽然 HACCP 小组成员对母乳库的操作流程非常熟悉,但还是需要长时间的观察验证,完善每个操作步骤。因此,可以观察医护人员执行该流程的情况;在注明潜在危害的情况下,观察手卫生情况;观察分析可能破坏卫生的步骤。例如,测定母乳中细菌含量,评估母亲的血清学检查结果,观察母乳加热、冷却、解冻的温度,观察巴氏消毒、冷却、存储的时间。

表 4 - 6　验证流程图

你的流程图是准确无误并全面的吗?

这些步骤是否具有可重复性?

如果有变化,可以根据情况修订以保证其准确性。

引自:童笑梅,封志纯.早产儿母乳喂养.北京:人民卫生出版社,2017:233.

### 6. 列出潜在的危害(原则 1)

进行危害分析并制订控制方法。危害分析与危害评估是 HACCP 计划的首个原则。HACCP 小组必须进行危害分析,确定每一步操作中可能潜在的危害。如果没有鉴定出危害,那么母乳库的母乳安全风险会显著增加。不同母乳库,其危害分析不同,因为潜在捐献者化学暴露、感染性疾病不同、母乳处理设备不同、储存设备条件不同、母乳处理时间不同。HNB 成员接受的相关培训不同等。表 4 - 7 列出了相应的检查清单。

表 4-7 检查清单

| 步　骤 | 是否在流程图中(Y/N) |
| --- | --- |
| 招募捐献者相关步骤 | |
| 捐献者筛查相关步骤 | |
| 吸乳相关步骤 | |
| 母乳处理相关步骤 | |
| 母乳加工相关步骤 | |
| 母乳分配相关步骤 | |

引自：童笑梅，封志纯.早产儿母乳喂养.北京：人民卫生出版社，2017：233.

　　捐赠母乳面临的潜在危害可以是物理、化学、生物相关危害。表 4-8 列出了一些母乳库面临的潜在危害，可帮助医护人员进行危害分析。在进行危害分析时，首先鉴别母乳处理加工过程中每一步可能存在的潜在危害，然后判断危害来源，并评估所进行的操作是否能将这些危害降低到可接受的水平。最后，评估危害的风险，也就是判断危害的严重程度及发生的可能性。分析危害来源时需要考虑消除或降低危害到可接受水平的方法。这有利于后期监督关键控制点(critical control points，CCP)。且某种危害的控制方法不止一种，某些严重的危害需要多种方法协同来进行控制。危害发生的可能性及严重程度应该根据每个母乳库的实际情况制订。

表 4 - 8　母乳库的潜在危害

需认真评估原料(来自潜在或实际捐献者的母乳)中可能含有的病原微生物、毒素、化学污染物、物理危害是否可能进入母乳中。

需要评估处理过程中的卫生状况、设备或材料污染情况及是否存在原料间的交叉污染。

评估特定微生物是否会过度增殖造成危害,因此需要评估加工处理过程的操作温度和执行时间。

引自:童笑梅,封志纯.早产儿母乳喂养.北京:人民卫生出版社,2017:235.

## 7.确定关键控制点(原则 2)

关键控制点(CCP)是食品加工过程中的某个点、步骤或过程,在对其进行控制后就能预防、消除食品安全危害,或使其降低到可接受水平。对于我们在危害分析过程中确定的每个显著危害,必须有一个或多个关键控制点来对其进行控制。这些关键控制点,如果未能按照标准流程来操作,可能导致母乳不安全并对婴儿产生危害。

CCP 与生产过程中的其他质量控制点不应混淆,尽管它们有时会有重叠,但是 CCP 是控制危害的最后环节,后续操作中没有额外的步骤能够消除对应的危害。可通过制作 CCP 判断树的形式帮助进行 CCP 分析。应该制订有标准的规程来记录 CCP,如第一个 CCP 是生物危害可以记录为 CCP - 1(B);第二个 CCP 是物理危害,可以记录为 CCP - 2(P);第三个 CCP 是化学危害,可以记录为 CCP - 3(C)。

## 8.确定 CCP 的关键限值(原则 3)

关键限值是区分危害可接受和不可接受的判定值。

每个关键控制点必须有一个或多个关键限值,用于对食品安全显著危害的控制,以便当加工过程偏离了关键限值,可能导致食品的不安全因素产生时,可以通过采取纠偏行动来保证食品的安全。例如,在母乳中 HACCP 计划中捐献者筛查和捐赠母乳的巴氏消毒是两个 CCP 点,因此,要设置这两个 CCP 点的关键限值,以免捐赠母乳在处理加工过程中超过该关键字限值,同时根据制订的关键限值制订更为严格的操作限值(OL),通过偏离前的调整到经济又确保产品安全的保险杆作用。

在确定关键限值(CL)时应考虑:确认在本关键控制点(CCP)上要控制的显著危害与预防控制措施的对应关系;分析明确每种预防控制措施针对相应显著危害的控制原理;根据关键限值的确定原则和危害控制原理,分析确定关键限值的最佳项目和载体,可考虑的项目包括温度、时间、细菌含量、血清参数等;确定关键限值的数值应根据一些权威组织公布的数据、科学文献、危害控制指南以及母乳库实际操作结论来确定,而非凭个人的意想、经验随意做决定;针对可以通过严加控制以降低偏离风险而无须采取纠正措施的关键控制点,应选取适当的更为严格的数值作为操作限值(OL)。

HIV、丙肝、乙肝、梅毒等传染性病原微生物能够通过母乳传递给婴儿,造成婴儿感染。虽然,最新研究发现 HIV 母亲,纯母乳喂养结合抗反转录病毒(ARV)治疗,能显著降低 HIV 通过母乳喂养转播给婴儿的风险。但是,对于捐赠母乳仍不建议采用 HIV 阳性母亲捐赠的母乳。因此,在确定捐赠者筛查(CCP-1)关键限值时,可以收集传染性疾病母亲母乳喂养建议及母乳库相关指南作为依据,不接受 HIV、丙肝、乙肝、梅毒等传染性疾病母亲捐赠的母乳,且不接受偏差。

9. 建立每个关键控制点的监控要求(原则 4)

检测室有计划地对关键控制点及其关键限值进行测量或观察,检测过程中必须能发现关键点是否失控。此外,通过监测还应提供必要的信息以及时调整母乳库的流程,防止超出关键限值。当监测结果提示某个关键控制点有失控趋势时,就必须对流程进行调整。这种调整必须在偏差发生前进行。对监测数据的分析评价并采取纠正措施必须由具有专门知识并被授权的人员进行。如果监测不是连续进行的,那么监测的数量或频率必须充分确保能对关键控制点进行有效控制。

10. 建立纠正措施(原则 5)

如果超出母乳库关键点的关键限值,需要建立纠正措施,保证关键点重新得到控制。在 HACCP 系统中,对每一个关键控制点都应当建立相应的纠正措施,以便在出现偏差时实施。纠正措施应该能够判定执行纠正措施人员的责任调查、问题产生的根本原因、描述观察到偏差被修正的方法进行,采取纠正方法的记录(包括日期、时间、问题类型、处理人员及后续验证核查)表 4-9 母乳库 CCP 关键限值、监控程序及纠正措施和表 4-10 纠正措施举例。

表 4－9 母乳库 CCP 关键限值、监控程序及纠正措施

| CCP | 关键限值 | 监 控 程 序 | 纠 正 措 施 |
|---|---|---|---|
| CCP－1 捐献者筛查 | 不可接受偏差 | 程序：<br>●查看既往病史<br>●问卷调查<br>频率：<br>●潜在捐献者，首次捐献<br>●现有捐献者，1次/3 个月<br>责任人：<br>●责任护士收集记录相关信息<br>●监督者监督所有记录并核实责任护士的执行情况 | 任何阳性结果，都应无限期推迟捐赠母乳向捐献者提供有效支持，如帮助其转诊 |
| CCP－2 巴氏消毒 | 0 CFU/100 μl | 程序：<br>●每个 HMB 巴氏消毒程序频率<br>●每批巴氏消毒后都需检测责任人<br>●微生物技术人员执行杀菌操作并记录相关结果<br>●监督者监督所有记录并核实微生物技术员的执行情况 | 培养结果<br>＜0 CFU/100 μl：可以使用<br>培养结果 1～50 CFU/100 μl：需重新测试<br>2 个样品以上<br>重测结果＜0 CFU/100 μl：可以使用<br>重测结果有 1 个或以上结果：<br>不可使用<br>培养结果<br>＞0 CFU/100 μl：<br>＞5 CFU/100 μl：不可使用 |

引自：童笑梅，封志纯.早产儿母乳喂养.北京：人民卫生出版社，2017：243.

## 表 4-10 纠正措施举例

提出单位：检验科　填表人：×××　日期：×××

不合格事实描述：
微生物培养结果>5 CFU/100 mL

现场调查并分析不合格原因：
巴氏消毒机中有污垢，只换水，未进行每天擦拭

填表人：×××　日期：×××

对捐赠母乳的风险和下一步行动的评估：
巴氏消毒机不清洁会引起捐赠母乳被污染的风险，改进措施为每天专人将巴氏消毒机内的余水放掉，并进行清洁待干。

填表人：×××　日期：×××

拟采取的纠正或预防措施（含责任人和预计完成时间）：
1. 该批次捐赠母乳不可用。
2. 将巴氏消毒机彻底清洁干净，并进行细菌培养，培养正常后方可使用。
3. 采用备用巴氏消毒机进行其余捐赠母乳的消毒。

预计完成时间：×××　责任部门负责人：×××　日期：×××

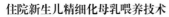

（续表）

完成情况：
1. 每天进行巴氏消毒机清洁。
2. 每月进行巴氏消毒机抽检培养。

验证结果：
每天清洁巴氏消毒机后，捐赠母乳微生物检测结果＜0 CFU/100 mL。

责任部门负责人：×××　日期：×××

验证部门：检验科　日期：×××

11. 建立验证程序(原则 6)

一旦计划实施 HACCP 计划,须先验证其有效性。通过验证和审查方法、程序、检验(如随机抽样及化验分析),可确定 HACCP 是否正确运行。验证的频率应当足以确认 HACCP 系统在有效运行。验证的内容一般包括观察,操作环节包括存储、转运、处理等。观察每个步骤的人员操作,查看相关记录及偏差分析确认;确认 CCP 在关键限值之内、关键限值的有效性、监测工具的校正;筛查工具的有效性;回顾纠正措施的有效性;收集使用者意见(主要来自早产儿的主治医师和责任护士)。

12. 建立文件和档案记录(原则 7)

有效和准确的记录是实施 HACCP 所必需的。HACCP 计划的制订及有效实施需要 HACCP 小组、母乳库所有员工及其他相关人员的努力。HACCP 的实施程序应当有规范化文件,文件和记录必须与 HMB 操作的性质和规模相适应。当前还没有证据支持哪种追溯系统最为有效,但记录系统应能确保所有捐赠母乳都必须能追溯到捐献者和捐赠母乳的处理记录,这是保障母乳库捐赠母乳安全性的重要措施。而每一个母乳库需要根据自身实际情况制订切实可行的 HACCP 计划。

(三) 母乳库各项制度

1. 母乳库工作制度

(1) 母乳库设有管理小组,其成员包括分管业务的院长、新生儿科专家、营养科专家、护士以及后勤人员等。

（2）母乳库由专人管理，对收集的母乳进行登记、消毒、储存与管理。

（3）保持室内清洁卫生，每天用消毒纸巾擦拭工作台面及其他用品。

（4）保持室内空气清新干燥，采用循环风紫外线空气消毒器消毒，每天消毒1小时。每月空气培养。

（5）储奶冰箱每天用消毒纸巾清洁1次。

（6）恒温水浴箱内水每天更换，并擦洗干净水箱。

（7）非本科室人员不得随意进出。

（8）各点收集来的母乳入库前要检查标签是否齐全，并做好入库登记。

（9）每天定时到各点将收集到的母乳取回，标识清楚后消毒，待冷却后按收集时间先后放置冰箱储存备用。

（10）对采集到的母乳每月进行抽样培养。

（11）母乳库操作规程需严格按照质量控制管理步骤进行。

（12）做好档案记录和文件存档。

2. 母乳库用奶及管理制度

（1）坚决遵守与执行国家的相关法律、法规，如《中华人民共和国母婴保健法》《中华人民共和国食品安全法》。

（2）促进和鼓励母乳喂养，加强宣传教育和公益活动，为母乳喂养提供必要的条件。

（3）对相关人员进行母乳喂养知识的培训，为孕产妇、婴儿母亲提供母乳喂养指导和帮助。

（4）母乳库人乳优先用于捐赠者自己因病住院的婴儿。

（5）母乳库人乳优先用于早产儿、低出生体重儿以及危重新生儿，如休克、败血症、BPD、术后新生儿等。

（6）母乳库人乳可应用于严重牛奶蛋白过敏、代谢性疾病、免疫缺陷病、慢性肾功能不全、先天性心脏病、喂养不耐受婴儿，母亲因病不能母乳喂养的新生儿等。

（7）现阶段所有母乳库捐赠乳使用均免费。

（8）合理评估对母乳库人乳的需求，科学管理、储存、分发和使用。

（9）建立母乳库人乳监测机制以及不良反应报告系统。

**3.冷链设备管理制度**

（1）加强冷链设备的管理，记录各种设备的品名、型号、数量等，建立设备运转和维修记录本，并记录发生故障与维修的情况。

（2）冷链设备和器材只为母乳库专用，不得挪作他用或任意调换。

（3）每台设备应按照要求专室摆放，必须放置温度计，每天监测温度 2 次，并完整记录，发现温度不正常时及时寻找原因，快速处理，并记录停电时间。

（4）储奶冰箱内严禁存放私人食品、药品等其他物品。

（5）保持储奶冰箱内的清洁卫生，每周检查冰箱是否有霜，结霜要及时清除。

（6）运输母乳时应使用冷藏设备，包括冷藏箱、冰包、冰瓶等。

（7）定期对冷链设备进行监测，了解其动转状态，确保冷链系统良好运转。

（8）冷链设备的使用、维修、报废和更新要严格按照上级规定执行。

## 第二节　母乳成分分析

母乳对婴幼儿的生长发育有着无可替代的作用，随着早产儿母乳喂养临床实践的展开，越来越多的研究者开始关注母乳的个体化喂养，希望通过靶向强化来改善早产儿喂养后的生长发育结果。临床上，医生关注母乳中各种营养成分的含量与喂养结果的相关性，因此需要更加简便快捷的母乳成分分析手段——母乳成分分析仪（图4-1）。

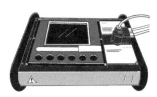

图4-1　MIRIS 母乳分析仪

用母乳成分分析仪确认亲母母乳或捐献母乳的成分含量——蛋白质、脂肪、碳水化合物和总能量。个体计算早产儿实际摄入与推荐摄入的差值，添加适宜的母乳强化剂达到需求值，更好地接近早产儿营养目标。

母乳分析仪临床应用：根据采集样本解读（前奶或全奶），结合婴幼儿生长速度，了解哺乳习惯（哺乳次数、哺乳奶段），了解乳母膳食习惯，排查影响生长速度的疾病原因。

目前专用的母乳分析设备,如 MIRIS HMA 母乳分析仪,应用中红外线透射光谱技术,利用蛋白质、脂肪和碳水化合物分别吸收波长 6.46、3.48 和 9.61 $\mu$m 中红外线的能量来确定其含量。MIRIS 母乳分析仪,具有匀化乳和非匀化乳两种测量模式,冰冻母乳样本需匀化后进行测试,非冷冻人乳样本测试前无须匀化。将冷冻匀化后母乳或新鲜母乳 2~3 mL 注入分析仪内,1 分钟内可获取蛋白质、脂肪、碳水化合物、干物质和能量数据。临床医生可根据早产与足月母乳及不同孕周早产母乳之间的差异,早产母乳营养临床成分的特点及变化规律,为早产儿个体化母乳强化喂养提供参考。

# 第三节 母 乳 闭 环

为了保障 NICU 危重早产儿的喂养安全,复旦大学附属儿科医院采用现代信息技术,通过母乳闭环对母乳喂养实现全流程的信息化监控。

## 一、母乳闭环的优势

(1) 从母乳的接收到执行喂养的整个过程的各环节进行监控,避免人为因素可能带来的操作错误,提高护理工作效率,是母乳喂养管理的核心。规范、科学、精细化管理,实现母乳、捐赠乳无缝对接,全流程监控。

(2) 护士使用 PDA 扫描标识卡、执行标签和患病早产儿腕带,加强了核对,保证了母乳和身份识别的准确性,避免了人为因素可能带来的核对错误。

(3)母乳喂养闭环管理通过对母乳喂养各个环节的追踪,可随时了解每一名患儿母乳喂养医嘱的完成状态,也可以追溯跟踪每一瓶母乳的当前状态和去向。

(4)关键环节实现母乳质量的监控。针对捐赠母乳的消毒情况,亲母母乳的消毒结果,实现院内系统的联通,检测结果一键查询,方便护士工作。

(5)母乳库存管理信息一目了然,捐赠母乳库存量以信息化手段管理。

## 二、母乳闭环流程

(一)母亲信息登记

新患病早产儿入院时,护士采集母亲信息进行登记,发放个人所属的专人二维码信息。

(二)母乳收集运送

家属将母乳交给护士,护士通过扫描患者母乳信息专属二维码,进入母乳信息录入界面。打印每个母乳奶瓶专属的身份信息二维码。护士通过 PDA 进行母乳的位置存放。

(三)医嘱开具

医生进入医嘱系统中选中患病早产儿后,界面可显示此患病早产儿当日收集母乳的总量,在系统中可以选择喂养方式、喂养间隔、单次喂养量等。护士确认医嘱,打印执行标签。执行签上的内容包括患病早产儿姓名、床号、住院号、喂养量、喂养方式、计划执行时间,执行标签包含二维码。

（四）分装与执行

护士首先在 PC 端进行医嘱拆分,打印出医嘱瓶贴,通过 PDA 先扫描母乳瓶上的执行标签二维码,再扫描医嘱瓶贴信息（箱贴二维码）进行分装。如果同一患病早产儿母乳量不足,PDA 提示"母乳不足",这时需要逐个扫描医嘱瓶贴,如果为不相同患病早产儿,会提醒重新核对。喂养时,护士扫描执行二维码的奶瓶信息,支持查看母乳的医嘱名称,喂养量和计划执行时间;再扫描患病早产儿腕带上的二维码进行核对,如果信息无误,PDA 会提示"执行成功"。反之,系统也会做出相应提示。

（五）全流程追溯各环节

通过闭环管理可以随时了解每 1 名患病早产儿母乳喂养医嘱的完成状态,确保母乳喂养安全、高效,喂养环节可追溯、质量可控制。

1. 亲母母乳闭环操作流程（图 4-2）

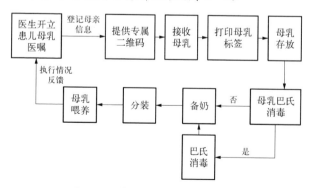

**图 4-2　亲母母乳闭环操作流程图**

2. 捐赠母乳闭环操作流程（图 4 - 3）

图 4 - 3 捐赠母乳闭环操作流程图

（刘　婵）

## 参考文献

［1］韩树萍,余章斌,陈小慧.2013 年北美母乳库的建立和运行管理指南.中华实用儿科临床杂志,2014,29(23)：1838 - 1840.

［2］丁宗一,刘喜红.人乳库建设是儿科发展的一个重要内容：第二届欧洲人乳库国际大会简介.中华儿科杂志,2014,52(7)：555 - 557.

［3］丁宗一,刘喜红.第五届北美捐赠人乳库国际大会侧记.中华儿科杂志,2015,53(4)：319 - 320.

［4］童笑梅,封志纯.早产儿母乳喂养.北京：人民卫生出版社,2017：215 - 246.

［5］CARROLL K，HERRMANN K. Introducing donor human milk to the NICU：lessons for Australia. Breastfeed Rev,2012,20：19 - 26.

［6］ALENCARILCSEIDI EM. Breast milk donation：women's donor experience. Rev Saude Publica,2009,43：70 - 77.

［7］HARTMANN BT，PANG WW，KEIL AD，et al. Best practice guidelines for the operation of a donor human milk bank in an Australian NlCU.Early Hum Dev,2007,83(10)：667 - 673.

［8］刘喜红,龚四堂,丁宗一.中国母乳库的管理、意义及作用初探.中国儿童保健杂志,2014,22(4)：340 - 342.

［9］UPDEGROVE K，JONES F，SSKAMOTO P，et al. Guidelines for the Establishment and Operation of a Donor Human Milk Bank. 16th ed. Texas：Human Milk Banking Association of North America,2013.

［10］HARTMANN BT，PANG WW，KEIL AD，et al. Best practice guidelines for the operation of a donor human milk bank in an Australian NICU.Early Hum Dev,2007,83(10)：667 - 673.

［11］UPDEGROVE K，JONER F，SAKAMOTO P，et al. Guidelines for the Establishment and Operation of a Donor Human Milk Bank. 16th ed. Texas：Human Milk Banking Association of North America,2013.

［12］Human Milk Banking Association of North America

（HMBANA）. Guidelines for the Establishment and Operation of a Donor Human Milk Bank. Fort Worth：HMBANA，2015.

［13］Centre for Clinical Practice at the United Kingdom National Institute for Health and Clinical Excellence（NICE）. Donor breast milk banks The operation of donor milk bank services. NICE Clinical Guidelines，No 93. London：NICE：2010.

［14］Italian Association of Human Milk Banks，Arslanoglu S，Bertino E，et al. Guidelines for the establishment and operation of a donor human milk bank. Journal of Maternal-Fetal and Neonatal Medicine，2010，23(S2)：1－20.

［15］母乳强化剂研究协作组.母乳强化剂在早产儿母乳喂养中应用的多中心研究.中华儿科杂志,2012,50(5)：336－337.

［16］GITTE Z，JESPER FG，METTE VH. The content of macronutrients in milk from mothers of very preterm infants is highly variable. Dan Med J，2013，60(6)：A4613.

［17］早产儿营养调查协作组.新生儿重症监护病房中早产儿营养相关状况多中心调查 974 例报告.中华儿科杂志,2009,47(1)：12－17.

［18］何必子,孙秀静,全美盈,等.早产母乳营养成分的分析.中国当代儿科杂志,2014,016(007)：679－683.

［19］Centre for Clinical Practice at the United Kingdom National Institute for Health and Clinical Excellence（NICE）. Donor breast milk banks The operation of donor milk bank services. NICE Clinical Guidelines，No 93. London：NICE：2010.

［20］Italian Association of Human Milk Banks，ARSLANOGLU S，BERTINO E，et al. Guidelines for the establishment and operation of a donor human milk bank. Journal of Maternal-Fetal and Neonatal Medicine，2010，23(S2)：1－20.

# 附录 1

# 住院新生儿母乳喂养技术
# 关键点总结

附表 1  促进新生儿母乳喂养的策略查检表

| 序号 | 项 目 | 要　求 | 达到 | 未达到 |
|---|---|---|---|---|
| 1 | 母乳喂养多学科团队 | 主任、护士长、专科护士、高年护士、主治医生、营养师、母乳咨询师、父母同伴咨询师 | | |
| 2 | 母乳喂养相关规范和制度 | 有科室母乳喂养制度<br>母乳库管理制度<br>各级人员工作职责<br>各级人员工作流程 | | |
| 3 | 母乳喂养相关流程 | 母乳宣教流程<br>母乳接收流程<br>母乳储存流程<br>母乳检测流程<br>母乳配置流程<br>母乳喂养流程<br>袋鼠式护理流程<br>母乳喂养随访流程<br>母乳喂养 | | |

(续表)

| 序号 | 项目 | 要求 | 达到 | 未达到 |
|---|---|---|---|---|
| 4 | 促进早产儿母乳喂养措施 | 母乳喂养宣教<br>母乳接收<br>母乳储存<br>母乳检测<br>母乳配置<br>母乳喂养(包括母乳添加剂使用)<br>袋鼠式护理<br>空乳房吸吮详见表2中第8条 | | |
| 5 | 母乳资料统计 | 不同类型的母乳喂养率 | | |

### 附表2 母乳喂养宣教查检表

| 序号 | 项目 | 要求 | 达到 | 未达到 |
|---|---|---|---|---|
| 1 | 宣教目标人群 | 根据科室母乳喂养制度要求,对母乳喂养人群进行母乳喂养宣教 | | |
| 2 | 确定负责宣教人员 | 根据班次,确定新患者入院第一时间可以进行母乳喂养宣教 | | |
| 3 | 知情同意 | 告知母乳喂养必要性,取得知情同意 | | |
| 4 | 排除禁忌 | 询问是否有母乳喂养禁忌证,包括询问母亲用药情况 | | |
| 5 | 母乳喂养准备用物 | 用物准备包括:<br>1. 电动双侧泵乳器(推荐)<br>2. 电动蒸汽消毒锅带烘干<br>3. 一次性储奶瓶(无菌)<br>4. 奶瓶清洗剂、奶瓶刷、奶瓶夹<br>5. 瓶贴<br>6. 母乳专用冰包、蓝冰或凝胶冰袋<br>7. 洗手液、纸巾,干净毛巾(擦拭乳房用) | | |

（续表）

| 序号 | 项 目 | 要 求 | 达到 | 未达到 |
|---|---|---|---|---|
| 6 | 母亲在留取母乳前进行"七步洗手法" | 前、后、夹、弓、大、立、腕 | | |
| 7 | 泵奶器及相关用物消毒 | 每次留取母乳前均需用奶瓶清洗剂清洗消毒 | | |
| 8 | 促进泌乳方法 | 1. 喂奶前放松，喝热饮<br>2. 安静舒适体位<br>3. 看着宝宝照片<br>4. 家人按摩背部<br>5. 热敷乳房<br>• 有条件尽可能与婴儿同室且进行皮肤接触<br>• 有条件尽可能让婴儿自己吸吮母亲的乳头<br>• 婴儿可从吸吮"空乳房"开始训练亲母母乳喂养<br>• 频繁吸吮或泵乳想象力 | | |
| 9 | 清洁乳房方法 | 1. 每次泵奶前清洁乳房<br>2. 清水清洁乳房，不使用任何清洁剂<br>3. 清洁乳房毛巾每日消毒 | | |
| 10 | 手动挤乳 | 有手动挤乳方法宣教图片或视频 | | |
| 11 | 电动泵乳器使用方法 | 1. 泵乳开始时机：出生后立即开始，每天 8～12 次，每次 10～15 分钟<br>2. 选择合适泵乳器喇叭口<br>3. 最舒适负压选择<br>4. 泵乳后将乳汁涂在乳头上防止乳头皲裂<br>5. 双侧泵乳<br>6. 模拟婴儿吸吮模式 | | |
| 12 | 母乳留取方法 | 1. "七步洗手法"洗手<br>2. 使用消毒后的消毒泵乳器和奶瓶 | | |

（续表）

| 序号 | 项 目 | 要 求 | 达到 | 未达到 |
|------|-------|-------|------|--------|
| 12 | 母乳留取方法 | 3. 母乳统一留取在储奶瓶中，储奶瓶中的新鲜母乳量不能超过最大刻度，冰冻母乳不超过奶瓶的 3/4<br>4. 母乳瓶上贴瓶贴，包括床号、姓名、住院号、挤奶日期、奶量<br>5. 不提倡留取自然滴下的母乳 | | |
| 13 | 母乳储存方法 | 1. 新鲜母乳：室温 16～29℃：4 小时<br>2. 冷藏母乳：冰箱冷藏室，4℃，可保存 72 小时,建议 48 小时内使用<br>3. 冷冻母乳：−20℃：3 个月<br>4. 母乳不能保存在 37℃ 以上的条件下 | | |
| 14 | 母乳运送方法 | 1. 母乳专用冰包<br>2. 蓝冰或凝胶冰袋<br>3. 运送时间超过 18 小时,建议使用干冰 | | |
| 15 | 泵乳日记记录 | 1. 泵乳日记表格发放及培训<br>2. 每天将泵奶日记微信发给负责母乳宣教负责人 | | |

附表3 母乳配置查检表

| 序号 | 项 目 | 要 求 | 达到 | 未达到 |
|------|-------|-------|------|--------|
| 1 | 用物准备 | 帽子、口罩、隔离衣、无菌手套、注射器、奶瓶、奶嘴、需要配置的母乳 | | |
| 2 | 打印母乳瓶贴 | 根据母乳医嘱打印瓶贴 | | |
| 3 | 贴瓶贴 | 将母乳瓶贴贴在一次性奶瓶上 | | |

（续表）

| 序号 | 项目 | 要　　求 | 达到 | 未达到 |
|---|---|---|---|---|
| 4 | 核对 | 双人核对瓶贴和母乳奶瓶上的信息 | | |
| 5 | 配置 | 根据医嘱,抽取相应的母乳在奶瓶中 | | |
| 6 | 套奶嘴 | 使用无菌手套或一次性镊子放在奶瓶上 | | |
| 7 | 放入冰箱 | 放入冰箱 0～4℃冰箱,24 小时有效 | | |

### 附表 4　母乳喂养核查表

| 序号 | 项目 | 要　　求 | 达到 | 未达到 |
|---|---|---|---|---|
| 1 | 拿取母乳 | 1. 设置专人进入母乳室拿取母乳<br>2. 根据医嘱,拿取所需要的母乳<br>3. 拿取时保证冰箱在合适温度 | | |
| 2 | 温热母乳 | 1. 核对后用温奶器温热母乳<br>2. 时间不能超过 15 分钟 | | |
| 3 | 核对 | 喂养前核对患者信息,医嘱奶量、时间、方法、是否需要使用母乳强化剂 | | |
| 4 | 喂养 | 1. 使用母乳添加剂时温热母乳后添加<br>2. 再次核对(电子系统)<br>3. 抽取潴留<br>4. 根据潴留情况鼻饲或经口喂养<br>5. 喂养后记录 | | |

（王　丽、胡晓静）

# 附录 2

# 常用药物对母乳喂养的影响

附表 5 列出了药物名称,括号内为美国食品和药品管理委员会(FDA)认定的胎儿危险性分类,最后是母乳喂养的相容性。目前仍没有 FDA 认定的正式的母乳喂养分类,这里使用的分类系统将在后面讨论。最后,任何已经报道的基于母乳消耗对乳汁和婴儿的影响也被标注,编委会已经根据从不同的机构获得的最详细的资料进行了简明的阐述。如果有新的资料可以获取,将实时更新。建议读者访问 FDA 网站(www.fda.org)或者制造商网站获得关于这类药物的最新资料。

## 一、美国食品和药品管理委员会(FDA)胎儿危险类型

### (一) A 类

对怀孕女性有足够的研究未证明在妊娠早期对胎儿有危险,在妊娠中、晚期也无危险。

### (二) B 类

动物实验未证明对胎儿有危险,但在怀孕女性中没

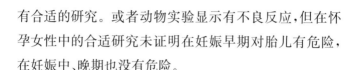

有合适的研究。或者动物实验显示有不良反应,但在怀孕女性中的合适研究未证明在妊娠早期对胎儿有危险,在妊娠中、晚期也没有危险。

（三）C 类

动物实验没有证明对胎儿有危险,但在人类中没有合适的研究。尽管其存在潜在的危险,在怀孕女性中使用该药的益处尚可接受。或者没有动物生殖的研究,在人类中也没有合适的研究。

（四）D 类

有胎儿危险的证据,但尽管其存在潜在的危险,在怀孕女性中使用该药的潜在益处尚可接受。

（五）X 类

对动物或人类的研究有不良反应,或者两者均有证据显示有胎儿的异常。在怀孕女性中使用的危险明显超过任何可能的益处。

## 二、母乳喂养的兼容性

目前仍然没有一个正式的药物和物质分类系统定义药物和物质对母乳喂养、乳汁和婴儿的影响,本书使用下述分类系统。

分类（＋）：一般与母乳喂养兼容

分类（－）：避免母乳喂养,可能有毒性

分类（CI）：禁忌

附表 5　常用药物对母乳喂养的影响

| 药物(FDA 胎儿危险分类/母乳喂养兼容性) | 乳汁影响和婴儿不良反应 |
| --- | --- |
| 阿巴卡韦,Abacavir(C/−) | CDC 建议母亲存在 HIV 感染时不进行母乳喂养 |
| 阿卡波糖,Acarbose(B/−) | 没有人类乳汁的资料,不建议母乳喂养,指导能够获得母乳相关的资料 |
| 醋丁洛尔,Acebutolol(B/−) | 对正在护理的婴儿有相关的不良反应 |
| 对乙酸氨基酚,Acetaminophen(B/+) | APP 分类具有母乳兼容性 |
| 乙酰半胱氨酸,Acetylcysteine(B/+) | 没有人类乳汁资料,可能兼容 |
| 阿昔洛韦,Acyclovir(B/+) | APP 分类具有母乳兼容性 |
| 腺苷,Adenosine(C/+) | IV 注射,用于急性治疗,半衰期短 |
| 丙硫咪唑,Albendazole(C/+) | 可能兼容。口服生物利用度低,乳汁分泌量少,避免与高脂肪食物同时服用 |
| 沙丁胺醇,Albutorol(C/+) | 监测护理的婴儿是否存在激惹和分泌物多。给予雾化剂降低母亲吸收 |
| 阿仑膦酸钠,Alendronate(C/+) | 可能兼容,血浆浓度低,清除率快,仅有少量分泌到乳汁 |
| 阿芬太尼,Alfentanil(C/+) | 人类乳汁资料有限,可能兼容 |
| 别嘌呤醇,Allopurinol(C/+) | 人类乳汁资料有限,可能兼容。APP 分类具有母乳兼容性 |
| 阿莫曲坦,Almotriptan(C/+) | 人类乳汁资料有限,可能兼容。分子量低提示可能分泌到乳汁,但缺乏对婴儿影响的资料 |
| 阿普唑仑,Alprazolam(D/−) | 可分泌到乳汁,可能影响神经发育,导致戒断反应、嗜睡、体重降低,哺乳期禁用 |

（续表）

| 药物（FDA 胎儿危险分类/母乳喂养兼容性） | 乳汁影响和婴儿不良反应 |
| --- | --- |
| 金刚烷胺，Amantadine(C/CI) | 导致 CNS 左旋多巴释放 |
| 阿莫西林，Amoxicillin(B/＋) | 注意婴儿是否存在腹泻 |
| 两性霉素 B，Amphotericin B(B/＋) | 人类乳汁资料有限，可能兼容 |
| 氨苄西林，Ampicillin(B/＋) | 监测是否存在腹泻 |
| 安普那韦，Amprenavir(C/CI) | CDC 建议 HIV 感染母亲禁止母乳喂养 |
| 阿立哌唑，Aripiprazole(C/—) | 人乳资料有限，可能有毒性。分子量低、半衰期长，代谢活跃，可能分泌到乳汁。但较高的蛋白结合率可能限制药物分泌到乳汁。如果哺乳期间服用该药，应观察可能的 CNS 反应、惊厥、吞咽困难、恶心、呕吐、低血压等。应进行长期评估 |
| 阿司匹林，Aspirin(C,D/—) | 谨慎应用，监测婴儿是否分泌物多，出血。可能影响血小板功能。类风湿性关节炎服用较大剂量时风险增加。可发生代谢性酸中毒 |
| 阿扎那韦，Atazanavir(B/CI) | CDC 建议 HIV 感染母亲禁止母乳喂养 |
| 阿替洛尔，Atenolol(D/—) | 谨慎应用。监测婴儿是否有 β 受体阻断的症状如心动过缓。对婴儿有显著影响（青紫和心动过缓） |
| 阿奇霉素，Azithromycin(B/＋) | 母乳中可累积。人类乳汁资料有限，可能兼容 |
| 氨曲南，Aztreonam(B/＋) | 进入乳汁量少，酸性、低脂溶性、口服吸收少，不可能对婴儿造成全身不良反应 |

| 药物（FDA胎儿危险分类/母乳喂养兼容性） | 乳汁影响和婴儿不良反应 |
| --- | --- |
| 苯托品，Benaztropine（C/−） | 人类乳汁资料较少，可能与母乳兼容 |
| 肉毒毒素，Botulinum toxin（C/＋） | 人类乳汁资料较少，可能兼容。该毒素并不在血液循环中出现，因此可能在乳汁中出现 |
| 安非他酮，Bupropion（b/−） | 可进入乳汁，对婴儿影响不明。需要关注 |
| 异丙基甲丁双脲，Carisoprodol（C/＋） | 人类乳汁资料较少，可能兼容。观察婴儿镇静和其他行为变化 |
| 卡维地洛，Carvedilol（C/−） | 人乳资料有限，可分泌进入大鼠乳汁。哺乳期应用，应观察婴儿是否发生低血压、心动过缓或其他β受体阻断的症状和体征 |
| 鼠李蒽酚，Casanthranol（C/＋） | 人类乳汁资料较少，可能兼容。观察婴儿是否有腹泻 |
| 鼠李皮，Cascara sagrada（C/＋） | 人类乳汁资料较少，可能兼容。观察婴儿是否有腹泻 |
| 头孢克洛，Cefaclor（B/＋） | 较低浓度进入乳汁，婴儿肠道菌群可能改变，可能干扰对感染指标的解读。观察婴儿可能存在的过敏反应，母乳兼容 |
| 头孢羟氨苄，Cefadroxil（B/＋） | 较低浓度进入乳汁，婴儿肠道菌群可能改变，可能干扰对感染指标的解读。观察婴儿可能存在的过敏反应，母乳兼容 |
| 头孢地尼，Cefdinir（B/＋） | 较低浓度进入乳汁，婴儿肠道菌群可能改变，可能干扰对感染指标的解读。观察婴儿可能存在的过敏反应，母乳兼容 |

（续表）

| 药物（FDA 胎儿危险分类/<br>母乳喂养兼容性） | 乳汁影响和婴儿不良反应 |
| --- | --- |
| 头孢唑林,Cefazolin(B/+) | 较低浓度进入乳汁,婴儿肠道菌群可能改变,可能干扰对感染指标的解读。观察婴儿可能存在的过敏反应,母乳兼容 |
| 头孢吡肟,Cefepime(B/+) | 较低浓度进入乳汁,婴儿肠道菌群可能改变,可能干扰对感染指标的解读。观察婴儿可能存在的过敏反应,母乳兼容 |
| 头孢克肟,Cefixime(B/+) | 较低浓度进入乳汁,婴儿肠道菌群可能改变,可能干扰对感染指标的解读。观察婴儿可能存在的过敏反应,母乳兼容 |
| 头孢噻肟,Cefotaxime(B/+) | 较低浓度进入乳汁,婴儿肠道菌群可能改变,可能干扰对感染指标的解读。观察婴儿可能存在的过敏反应,母乳兼容 |
| 头孢替坦,Cefotetan(B/+) | 较低浓度进入乳汁,婴儿肠道菌群可能改变,可能干扰对感染指标的解读。观察婴儿可能存在的过敏反应,母乳兼容 |
| 头孢西丁,Cefoxitin(B/+) | 较低浓度进入乳汁,婴儿肠道菌群可能改变,可能干扰对感染指标的解读。观察婴儿可能存在的过敏反应,母乳兼容 |
| 头孢他啶,Ceftazidime(B/+) | 较低浓度进入乳汁,婴儿肠道菌群可能改变,可能干扰对感染指标的解读。观察婴儿可能存在的过敏反应,母乳兼容 |

| 药物(FDA 胎儿危险分类/<br>母乳喂养兼容性) | 乳汁影响和婴儿不良反应 |
| --- | --- |
| 头孢曲松,Ceftriaxone(B/+) | 较低浓度进入乳汁,婴儿肠道菌群可能改变,可能干扰对感染指标的解读。观察婴儿可能存在的过敏反应,母乳兼容 |
| 头孢呋辛,Cefuroxime(B/+) | 较低浓度进入乳汁,婴儿肠道菌群可能改变,可能干扰对感染指标的解读。观察婴儿可能存在的过敏反应,母乳兼容 |
| 塞来昔布,Celecoxib(C/−) | 可分泌进入乳汁,哺乳期禁止应用 |
| 头孢氨苄,Cephalexin(B/+) | 较低浓度进入乳汁,婴儿肠道菌群可能改变,可能干扰对感染指标的解读。观察婴儿可能存在的过敏反应,母乳兼容 |
| 西立伐他汀,Cerivastatin (X/CI) | 可分泌进入乳汁,因潜在的不良反应,哺乳期禁用 |
| 西替利嗪,Cetrizine(B/+) | 制造商认为药物可以分泌进入乳汁。对婴儿影响未知,建议观察是否有嗜睡 |
| 水合氯醛,Chloral hydrate (C/+) | 监测婴儿是否嗜睡和皮疹 |
| 氯喹,Chioroquine(C/+) | 分泌入乳汁的量较少不能防止婴儿免于疟疾 |
| 氯噻嗪,Chlorothiazide(C/+) | 可以抑制乳汁分泌,特别是第一个月。不良反应没有报道,但应观察婴儿电解质和血小板 |
| 氯丙嗪,Chlorpromazine(C/−) | 分泌到乳汁的量较少。婴儿应观察是否嗜睡。APP 将该药分类为慎用,因为考虑到对婴儿造成的嗜睡以及对成人造成乳溢 |

（续表）

| 药物（FDA 胎儿危险分类/母乳喂养兼容性） | 乳汁影响和婴儿不良反应 |
|---|---|
| 氯苯那敏，Chlorpheniramine（B/＋） | 监测婴儿是否嗜睡、喂养困难、激惹 |
| 西咪替丁，Cimetidine（B/＋） | 谨慎使用，可能抑制婴儿胃酸分泌，抑制药物代谢，影响中枢神经系统 |
| 环丙沙星，Ciprofloxacin（C/＋） | 资料较少，母乳里药物量较低，不会对婴儿有影响。APP 分类为与母乳兼容。但是制造商建议服用最后一剂的 48 小时后再母乳喂养 |
| 克拉霉素，Clarithromycin（C/＋） | 资料较少，可能会分泌到乳汁。根据经验及其他大环内酯类抗生素结果，对婴儿影响较小 |
| 克拉维酸，Clavulanate（B/＋） | 人类乳汁研究较少，分子量低可能分泌到乳汁，对婴儿 β 内酰胺酶的抑制效应不详 |
| 克林霉素，Clindamycin（B/＋） | 较低浓度进入乳汁，婴儿肠道菌群可能改变，可能干扰对感染指标的解读。观察婴儿可能存在的过敏反应，母乳兼容 |
| 克霉唑，Clotrimazole（B/＋） | 皮肤和阴道量吸收较少。该类抗真菌药物分泌到乳汁的可能性较小 |
| 氯氮平，Clozapine（B/－） | 可在母乳聚集，应避免母乳喂养 |
| 可卡因，Cocaine（C/CI） | 母亲鼻内应用，可导致婴儿中毒（高血压、心动过速、瞳孔散大、呼吸暂停）；局部乳头应用可导致婴儿呼吸暂停和惊厥 |
| 可待因，Codeine（C,D/－） | 短期应用（1～2 天）密切监测，与母乳兼容。长期应用与母乳不兼容，监测婴儿是否有镇静。可能抑制泌乳反射 |

（续表）

| 药物（FDA 胎儿危险分类/母乳喂养兼容性） | 乳汁影响和婴儿不良反应 |
| --- | --- |
| 可的松，Cortisone(C,D/+) | 外源性可的松不能分泌到乳汁，不会对婴儿有影响，母乳兼容 |
| 色甘酸钠，Cromolyn sodium (B/+) | 无人类乳汁研究资料 |
| 环苯扎林，Cyclobenzaprine (B/−) | 没有该药分泌到乳汁的研究，分子量低提示可能分泌到乳汁 |
| 更生霉素，Dactinomycin(C/−) | 没有该药分泌到乳汁的研究资料。尽管分子量大，但可能导致严重不良反应，哺乳期间禁止服用该药 |
| 地拉夫定，Delavirdine(C/C) | 人类乳汁研究资料少，根据分子量可分泌到乳汁，对婴儿的影响不详，CDC 建议 HIV 感染母亲禁止母乳喂养 |
| 地氯雷他定，Desloratadine (C/+) | 人类乳汁研究资料少，地氯雷他定和氯雷他定可以分泌到乳汁。可能兼容 |
| 地塞米松，Dexamethasone (C,D/+) | 人类乳汁研究资料少，可以分泌到乳汁。可能兼容 |
| 右旋安非他命 Dextroamphetamine(C/−) | 可能刺激婴儿 |
| 右美沙芬，Dextromethorphan (C/+) | 人类乳汁研究资料少，根据分子量可以分泌到乳汁。可能兼容。使用无酒精制剂 |
| 地尔硫䓬，Diltiazem(C/+) | 可分泌到乳汁，2 项研究表明对婴儿没有影响，可能兼容 |
| 茶苯海明，Dimenhydrinate (B/+) | 人类乳汁研究资料少，根据分子量可分泌到乳汁，可能兼容。注意，可能增加新生儿和早产儿对抗组胺药的敏感性 |

（续表）

| 药物（FDA 胎儿危险分类/ 母乳喂养兼容性） | 乳汁影响和婴儿不良反应 |
|---|---|
| 苯海拉明 Diphenhydramine（B/＋） | 可分泌到乳汁，但量不足以影响婴儿。监测婴儿是否镇静、睡眠方式和喂养问题，可能兼容 |
| 苯乙哌啶，Diphenoxylate（C/－） | 活性代谢产物可分泌到乳汁。可能有毒性 |
| 潘生，Dipyridamole（B/＋） | 可分泌到乳汁。对婴儿影响未知，可能兼容 |
| 白喉和破伤风疫苗，Diphtheria and tetanus vaccine（C/＋） | 没有人类乳汁资料，可能兼容 |
| 多库脂，Docusate（C/＋） | 可能兼容，监测婴儿腹泻 |
| 多拉司琼，Dolasetron（B/＋） | 人类乳汁研究资料少，根据分子量可分泌到乳汁，对婴儿影响未知 |
| 阿法链道酶，Dornase alfa（B/＋） | 没有人类乳汁研究资料。吸入药物并不增加外源性的血药浓度，可能不能分泌到乳汁，对婴儿影响较小 |
| 多西环素，Doxycycline（D/＋） | 分泌到乳汁的浓度较低。理论上发生牙齿色素沉着和骨髓抑制概率较小。婴儿肠道菌群可能改变，可能干扰对感染指标的解读。观察婴儿可能存在的过敏反应。APP 分类与母乳兼容 |
| 松果菊，Echinacea（C/－） | 哺乳期间禁止应用 |
| 恩夫韦地，Enfuvirtide（B/CI） | 人类乳汁研究资料少，分子量和高的蛋白结合率抑制但并不能防止分泌到乳汁，对婴儿的影响不详。CDC 建议 HIV 感染母亲禁止母乳喂养 |
| 依诺肝素，Enoxaparin（B/＋） | 没有人类乳汁研究资料，分子量高，可能被胃肠道灭活，药物进入乳汁和对婴儿的影响可以忽略 |

243

(续表)

| 药物(FDA 胎儿危险分类/<br>母乳喂养兼容性) | 乳汁影响和婴儿不良反应 |
|---|---|
| 依普沙坦,Eprosartan(C 1st tri;D 2nd,3rd tri/＋) | 没有人类乳汁的研究资料,可分泌入乳汁。对婴儿的影响未知。APP 将 ACE 类药物分类为母乳兼容 |
| 麦角胺,Ergotamine(X/CI) | 可导致婴儿呕吐、腹泻和惊厥。抑制乳汁分泌,哺乳期禁用 |
| 厄他培南,Ertapenem(B/＋) | 较低浓度进入乳汁,对婴儿影响未知,但可能没有临床意义。婴儿肠道菌群可能改变,可能干扰对感染指标的解读。观察婴儿可能存在的过敏反应,母乳兼容 |
| 红霉素,Erythromycin(B/＋) | 较低浓度进入乳汁,未见婴儿不良反应的报道。婴儿肠道菌群可能改变,可能干扰对感染指标的解读。观察婴儿可能存在的过敏反应,母乳兼容 |
| 依他普仑,Escitalopram(C/－) | 没有人类乳汁研究资料。可分泌入乳汁,对婴儿的影响未知。有报道同类药物导致的不良反应,可能会对婴儿产生同样影响。密切监测婴儿。APP 将该类药物的其他制剂分类为对婴儿的影响未知,哺乳期应慎用 |
| 埃索美拉唑,Esomeprazole(B/－) | 没有人类乳汁研究资料。可分泌入乳汁,对婴儿的影响未知。可能有毒性:腹泻、腹疼和腹胀、头疼、胃酸分泌抑制、半衰期短,1～1.5 小时。服药后 5～7.5 小时,97％的药物从血浆清除 |
| 结合雌激素,Estrogens conjugated(X/＋) | 未见对婴儿不良反应报道。可减少乳汁分泌,以及乳汁中氮和蛋白质的含量 |

（续表）

| 药物（FDA 胎儿危险分类/<br>母乳喂养兼容性） | 乳汁影响和婴儿不良反应 |
| --- | --- |
| 乙胺丁醇片，Ethambutol<br>（B/＋） | 可分泌入乳汁。APP 分类为与母乳兼容 |
| 乙醇，Ethanol（D，X/－） | 可以自由进入乳汁，与母亲血浆浓度一样。对婴儿有毒性作用。消耗每盎司乙醇后应禁止哺乳 1～2 小时 |
| 磺达肝癸钠，Fondaparinux<br>（B/＋） | 没有人类乳汁研究资料。可分泌入乳汁，对婴儿的影响未知。但可能没有临床意义 |
| 福沙那韦，Fosamprenavir<br>（C/CI） | 人类乳汁研究资料少，根据分子量可分泌到乳汁，对婴儿的影响不详 CDC 建议 HIV 感染母亲禁止母乳喂养 |
| 呋塞米，Furosemide（C/＋） | 可分泌入乳汁，没有不良反应报道 |
| 加巴喷丁，Gabapentin（C/＋） | 未见人乳研究资料，可能与母乳兼容。分子量低提示可分泌乳汁，但对婴儿的影响未知 |
| 更昔洛韦，Ganciclovir（C/－） | 人类乳汁的研究较少，可能有不良反应。哺乳期间禁用 |
| 庆大霉素，Gentamicin（C/＋） | 少量进入乳汁，被婴儿吸收。观察婴儿否有腹泻和血便。APP 分类为与母乳兼容 |
| 银杏，Ginkgo biloba（C/－） | 没有人乳研究资料。中药制剂没有标准化，可能包含其他成分，安全起见哺乳期禁用 |
| 氨基葡萄糖，Glucosamine<br>（C/＋） | 没有人乳研究资料。分子量和较长的血浆蛋白清除率提示可分泌入乳汁。非结合药物血浆检测不到，如果分泌到乳汁，量也较少。可能与母乳兼容 |

(续表)

| 药物(FDA 胎儿危险分类/母乳喂养兼容性) | 乳汁影响和婴儿不良反应 |
|---|---|
| 格列本脲,Glyburide(C/+) | 母乳监测不到,新生儿血糖正常。与母乳兼容 |
| 愈创甘油醚,Guaifenesin(C/−) | 没有人乳研究资料,可能兼容 |
| 流感嗜血杆菌 B 结合疫苗,Haemophilus B conjugate vaccine (C/+) | 与母乳兼容 |
| 肝素,Heparin(C/+) | 不能分泌到乳汁 |
| 甲型乙肝疫苗,Hepatitis A vaccine(C/+) | 没有人乳研究资料,可能兼容 |
| 乙型乙肝疫苗,Hepatitis B vaccine(C/+) | 没有人乳研究资料,可能兼容 |
| 海洛因,Heroin(B,D/CI) | 可以分泌入乳汁,足以导致婴儿成瘾。哺乳期禁用 |
| 人乳头状病毒疫苗,Human papillomavirus vaccine(B/+) | 可能与母乳兼容 |
| 氢化可的松,Hydrocortisone(C,D/+) | 没有人乳研究资料,不可能对婴儿造成影响,与母乳兼容 |
| 氢化吗啡酮,Hydromorphone(B,D/+) | 可分泌入乳汁,监测婴儿镇静。可抑制泌乳反射 |
| 羟化氯喹,Hydroxychloroquine(C/+) | 可分泌入乳汁,清除率慢。每日治疗期间母乳喂养应谨慎。一旦每周一次可显著减少婴儿暴露量。APP 分类为与母乳兼容。母乳中的量不足以预防疟疾,对婴儿无保护作用 |
| 羟嗪,Hydroxyzine(C/+) | 没有人乳研究资料,分子量提示可分泌入乳汁。对婴儿影响未知 |

（续表）

| 药物（FDA 胎儿危险分类/<br>母乳喂养兼容性） | 乳汁影响和婴儿不良反应 |
|---|---|
| 布洛芬，Ibuprofen（B/＋） | 可分泌入乳汁，婴儿获得量较少。APP 分类为与母乳兼容 |
| 亚胺培南-西司他丁，Impenem-cilastatin（C/＋） | 与其他 β 内酰胺酶抗生素一样，进入乳汁量较少。对婴儿的影响未知 |
| 茚地那韦，Indinavir（C/CI） | 人类乳汁研究资料少，根据分子量可分泌到乳汁，对婴儿的影响不详。CDC 建议 HIV 感染母亲禁止母乳喂养 |
| 吲哚美辛，Indomethacin（B，D/＋） | 可以进入乳汁，一例报道新生儿发生惊厥。APP 分类与母乳兼容 |
| 流感疫苗，Influenza vaccine（C/＋） | 与母乳兼容 |
| 碘，Iodine（D/＋） | 可导致甲状腺肿 |
| 异烟肼，Isoniazid（C/＋） | 异烟肼及其代谢产物可进入乳汁。监测婴儿外周神经和肝炎症状和体征。APP 分类为与母乳兼容 |
| 酮康唑，Ketoconazole（C/＋） | 可进入乳汁，对婴儿影响未知，但没有临床意义。APP 分类为与母乳兼容 |
| 酮铬酸，ketorolac（C；D if used in 3rd tri or near delivery/＋） | 进入母乳的药物量对婴儿没有临床意义。APP 分类为与母乳兼容 |
| 拉贝洛尔，Labetalol（C/＋） | 监测婴儿低血压和心动过缓 |
| 乳果糖，Lactulose（B/＋） | 没有人乳研究资料，可能兼容 |
| 拉米夫定，Lamivudine（C/CI） | 可分泌到乳汁，对婴儿的影响不详。CDC 建议 HIV 感染母亲禁止母乳喂养 |
| 拉莫三嗪，Lamotrigine（C/－） | 谨慎应用，监测婴儿体内该药浓度 |

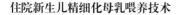
（续表）

| 药物(FDA 胎儿危险分类/母乳喂养兼容性) | 乳汁影响和婴儿不良反应 |
| --- | --- |
| 兰索拉唑,Lansoprazole(B/—) | 没有人乳研究资料。可分泌入乳汁。对婴儿可能影响：致癌性(动物资料)、抑制胃酸分泌。哺乳期禁用 |
| 哌替啶,Meperidine(B,D/+) | 监测婴儿镇静,抑制泌乳反射。APP分类为与母乳兼容 |
| 美罗培南,Meropenem(B/+) | 没有人乳研究资料。可能分泌到乳汁。对婴儿影响未知 |
| 氨水杨酸,Mesalamine(B/—) | 分泌到乳汁量少。婴儿存在不良反应(腹泻)的风险。APP 分类为哺乳期谨慎应用 |
| 二甲双胍,Metformin(B/+) | 可分泌入乳汁,新生儿血糖正常 |
| 美沙酮,Methadone(B,D/+) | 一般与母乳兼容。监测婴儿镇静、抑制和停药时是否发生戒断。APP 分类为与母乳兼容 |
| 甲基苯丙胺,Methamphetamine(C/CI) | APP 分类苯丙胺为哺乳期禁用。监测婴儿激惹和睡眠障碍 |
| 甲硫咪唑,Methimazole(D/+) | 可能干扰甲状腺功能 |
| 美索巴莫, Methocarbamol(C/+) | 分泌到乳汁中的任何药物量都没有临床意义 |
| 甲基多巴,Methyldopa(B/+) | 存在溶血和肝酶升高风险 |
| 哌醋甲酯, Methylphenidate(C/—) | 可分泌到乳汁,生后一个月可能有毒性。观察婴儿 CNS 刺激症状和体征：食欲抑制、激惹、失眠 |
| 甲氧氯普胺, Metoclopramide(B/—) | 增加泌乳量,对婴儿影响未知,但应谨慎,因为可能阻断多巴胺样受体 |
| 美托拉宗,Metolazone(B/+) | 可以抑制泌乳,特别是生后第一个月。未见不良反应报道,但应监测电解质和血小板 |

（续表）

| 药物（FDA 胎儿危险分类/母乳喂养兼容性） | 乳汁影响和婴儿不良反应 |
| --- | --- |
| 美托洛尔，Metoprolol（C/－） | 监测婴儿心动过缓和低血压 |
| 甲硝唑，Metronidazole（B/－） | 哺乳期间停用。停用后 12～24 小时开始喂养婴儿 |
| 孟鲁斯特，Montelukast（B/＋） | 监测婴儿镇静，抑制泌乳反射 |
| 吗啡，Morphine（C/＋） | 可分泌入乳汁，APP 分类为与母乳兼容，但对婴儿远期神经发育影响未知 |
| 腮腺炎疫苗，Mumps vaccine（C/＋） | 没有人乳研究报道，可能兼容 |
| 萘夫西林，Nafcillin（B/＋） | 没有人乳研究资料，参考青霉素 |
| 纳布啡，Nalbuphine（B/＋） | 没有人乳研究资料，可分泌到乳汁。量少没有临床意义 |
| 丙烯吗啡，Nalorphine（D/＋） | 没有人乳研究资料 |
| 纳洛酮，Naloxone（B/＋） | 未见人乳研究资料 |
| 硝苯地平，Nifedipine（C/＋） | 制造商认为分泌到乳汁的量较大，但未见人乳研究资料 |
| 呋喃妥因，Nitrofurantoin（B/＋） | 分泌到乳汁量较少。监测 G-6-PD 缺陷的婴儿是否发生溶血 |
| 奥利司他，Orlistat（B/＋） | 未见人乳研究资料。生物利用度较低提示不能够进入乳汁 |
| 奥司他韦，Oseltamivir（C/＋） | 人乳研究资料有限，分子量低提示可分泌入乳汁。对婴儿影响未知 |
| 苯唑西林，Oxacillin（B/＋） | 较低浓度进入乳汁，婴儿不良反应少见。婴儿肠道菌群可能改变，可能干扰对感染指标的解读。观察婴儿可能存在的过敏反应 |

| 药物(FDA 胎儿危险分类/母乳喂养兼容性) | 乳汁影响和婴儿不良反应 |
|---|---|
| 奥卡西平,Oxcarbazepine (C/+) | 一篇报道泌乳期间应用该药。未见不良反应。APP 将卡马西平分类为母乳兼容。奥卡西平也与母乳兼容 |
| 氧可酮,Oxycodone(B/+) | 监测婴儿是否嗜睡 |
| 青霉素,Penicillin G(all forms) (B/+) | 所有抗生素在乳汁的含量都较少。监测婴儿皮疹、腹泻和反流 |
| 戊烷醚,Pentamidine(C/CI) | 气雾剂进入循环的浓度较低,母乳浓度可以忽略 |
| 戊巴比妥,Pentobarbital (D/—) | 可分泌入乳汁,对婴儿影响未知 |
| 丙氧酚,Propoxyphene (C,D/+) | 母亲长期大剂量应用,监测婴儿是否存在戒断 |
| 普萘洛尔,Propranolol(C/—) | 监测婴儿低血压和心动过缓 |
| 丙基硫氧嘧啶,Propylthiouracil(D/+) | 间断监测婴儿甲状腺功能 |
| 盐酸伪麻黄碱,Pseudoephedrine(C/+) | 监测婴儿是否激惹 |
| 喹硫平,Quetiapine(C/—) | 可分泌到乳汁。未见婴儿不良反应报道。暴露后的远期影响未知。制造商建议哺乳期禁用 |
| 奎尼丁,Quinidine(C/+) | 监测婴儿皮疹、贫血和心律失常。慢性应用存在视神经炎风险 |
| 奎宁,Quinine(X/+) | 可分泌入乳汁。未见婴儿不良反应报道。怀疑 G-6PD 时应除外该病。APP 分类为与母乳兼容 |
| 雷尼替丁,Ranitidine(B/+) | 可分泌入乳汁。对婴儿影响未知。可降低胃酸分泌,但对婴儿的影响未见报道。APP 分类为与母乳兼容 |

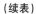

（续表）

| 药物（FDA 胎儿危险分类/母乳喂养兼容性） | 乳汁影响和婴儿不良反应 |
| --- | --- |
| 利托那韦，Ritonavir（B/CI） | 未见人乳研究资料，根据分子量可分泌到乳汁，对婴儿的影响不详。CDC建议 HIV 感染母亲禁止母乳喂养 |
| 利扎曲坦，Rizatriptan（C/+） | 未见人乳研究资料，可分泌到乳汁，对婴儿的影响不详 |
| 风疹疫苗，Rubella vaccine（C/+） | 与母乳兼容。ACOG 和 CDC 建议疑诊者产后即可接种 |
| 沙美特罗，Salmeterol（C/+） | 未见人乳研究资料，可分泌到乳汁，但吸入后母体血浆浓度低到检查不到。母乳喂养不可能对婴儿造成影响 |
| 沙奎那韦，Saquinavir（B/CI） | 未见人乳研究资料，根据分子量可分泌到乳汁，对婴儿的影响不详。CDC建议 HIV 感染母亲禁止母乳喂养 |
| 辛伐他汀，Simvastatin（X/CI） | 未见人乳研究资料，可分泌到乳汁。由于存在潜在不良反应，哺乳期禁用 |
| 饱和碘化钾溶液，SSKI（potassium iodide）（D/+） | 大剂量碘慢性吸收对婴儿的影响未知。APP 认为母亲哺乳期应用碘制剂导致母乳中碘升高，可影响婴儿的甲状腺功能。分类为与母乳兼容，但需要监测婴儿甲状腺功能 |
| 柳氮磺胺吡啶，Sulfasalazine（B，D/−） | 可导致腹泻。APP 将其分类为在某些婴儿可导致严重不良反应，哺乳期母亲应用应谨慎 |
| 舒林酸，Sulindac（B，D/−） | 未见人乳研究资料，由于半衰期长，哺乳期可以使用更安全的药物替代，如双氯芬酸、非诺洛芬、氟比洛芬、布洛芬、酮洛芬、酮铬酸、甲苯酰吡啶乙酸 |

| 药物（FDA胎儿危险分类/<br>母乳喂养兼容性） | 乳汁影响和婴儿不良反应 |
|---|---|
| 伏立康唑，Voriconazole(D/−) | 未见人乳研究资料。分子量低提示可分泌入乳汁。新生儿期可能有毒性作用。哺乳期禁用 |
| 齐多夫定，Zidovudine(C/CI) | 建议HIV-1感染母亲禁止母乳喂养 |
| 佐米曲坦，Zolmitriptan(C/＋) | 未见人乳研究报道。分子量及低蛋白结合率提示药物及其活性代谢产物可分泌入乳汁。对婴儿的影响未知 |
| 唑吡坦，Zolpidem(B/＋) | 分泌入乳汁量少，提示很少有不良反应。观察婴儿镇静、嗜睡及喂养习惯变化 |

资料来源于 www.fda.org。